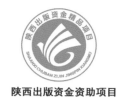

陕西出版资金资助项目

改变人类的诺贝尔科学奖

生理学或医学奖 1935—1966

豆麦麦 / 主编

陕西新华出版

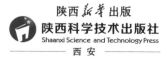

陕西科学技术出版社
Shaanxi Science and Technology Press
—— 西安 ——

图书在版编目（CIP）数据

改变人类的诺贝尔科学奖.生理学或医学奖.1935—1966/ 豆麦麦主编.—西安：陕西科学技术出版社，2017.1（2024.5重印）

ISBN 978-7-5369-6879-0

Ⅰ.①改… Ⅱ.①豆… Ⅲ.①诺贝尔生理或医学奖—青少年读物 Ⅳ.①G321.2-49②R33-49

中国版本图书馆 CIP 数据核字(2016)第 309800 号

改变人类的诺贝尔科学奖——生理学或医学奖 1935—1966

GAIBIAN RENLEI DE NUOBEIER KEXUEJIANG
——SHENGLIXUE HUO YIXUEJIANG 1935—1966

豆麦麦　主编

责任编辑	赵文欣
装帧设计	立米图书

出 版 者	陕西科学技术出版社
	西安市曲江新区登高路1388号陕西新华出版传媒产业大厦B座
	电话（029）81205187 传真（029）81205155 邮编710061
	http://www.snstp.com
发 行 者	陕西科学技术出版社
	电话（029）81205180 81206809
印　　刷	三河市双升印务有限公司
规　　格	720mm×1000mm　16 开本
印　　张	7.5 印张
字　　数	62 千字
版　　次	2017 年 2 月第 1 版
	2024 年 5 月第 2 次印刷
书　　号	ISBN 978-7-5369-6879-0
定　　价	35.00 元

改变人类的诺贝尔科学奖

导　言

　　1901 年 12 月 10 日，根据瑞典著名的化学家、硝化甘油炸药的发明人阿尔弗雷德·伯纳德·诺贝尔遗嘱设立的诺贝尔奖（物理、化学、生理学或医学、文学及和平 5 种）首次颁奖。自此之后，除个别年份因战争或其他因素没有颁发之外，每年都有。

　　作为与人类生活生产息息相关的物理、化学、生理学或医学更是受到全世界的瞩目。我们选取了这三类诺贝尔奖作为这套丛书的主线，来阐释这些获奖的科学家及其科学研究成果对人类社会的改变和深远影响。

　　在梳理和撰写这些科学家的故事及研究成果时，我们抛开了枯燥难懂的专业学术式的叙述方式，用大众更易理解与接受的形式，为读者奉上一道科学知识的盛宴。

我们无意做布道者，但是，在物理、化学、生理学或医学这些领域对人类作出重大贡献的科学家，是值得我们学习的，同时也应该了解他们为之所付出的艰辛。诚如阿尔弗雷德·伯纳德·诺贝尔在他的遗嘱里所言："在颁发这些奖金的时候，对于授奖候选人的国籍丝毫不予考虑，不管他是不是斯堪的纳维亚人，只要他值得，就应该授予奖金。"

　　这正是诺贝尔奖的可贵之处，也是值得我们信赖的科学大奖，没有之一。

目录 🌑

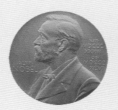

改变人类的诺贝尔科学奖

生理学或医学奖 *1935—1966*

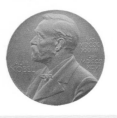

诺贝尔生理学或医学奖 1935 年	
获 得 者	汉斯·斯佩曼
国 籍	德国
获奖原因	发现胚胎发育中的组织者(胚胎发育中起中心作用的胚胎区域)效应

科学需要创新精神

德国生物学家汉斯·斯佩曼毕业于维尔茨堡大学,是实验胚胎学领域的先驱。他因发现了胚胎的发育过程而获得了1935年的诺贝尔生理学或医学奖。他创新的胚胎诱导理念为发展发育生物学分支的确立作出了很大贡献。

汉斯·斯佩曼对于胚胎学的研究是从对两栖动物胚胎的研究开始的。他第一个进行了人工单卵双生实验,成功地将一个刚孵出的蝾螈蛋一分为二,并从每一半中都培育出了一个正常的蝾螈胚胎。

在做了更多研究之后,他正确地得出了一个结论:一个胚胎的细胞是在某一点才开始分化的。

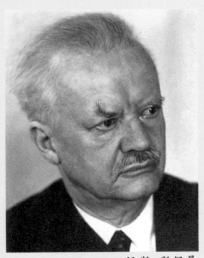

汉斯·斯佩曼

为理清胚胎在发育过程中的调节机制，汉斯·斯佩曼和他的学生奥托·曼戈尔德一起，将一个胚胎的胚前唇部分移植到另一个胚胎的腹侧。一般来说，胚前唇部分将发育成为神经系统，而腹侧则不会。

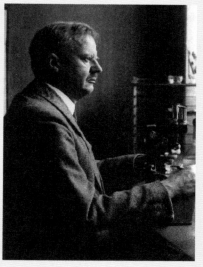

汉斯·斯佩曼，1869 年 6 月 27 日出生于德国斯图加特，先后任教于维尔茨堡大学、罗斯托克大学、弗赖堡大学。

移植成功后，有趣的事发生了：接受移植的胚胎腹侧长出了新的脑和脊髓！很明显，新发育出的神经组织并非来源于作为移植物的胚前唇，那么腹侧胚胎细胞的发育必然是受到了移植物的影响。

汉斯·斯佩曼将这种移植物称为"诱导者"，诱导者所处的位置称为"诱导中心"。在胚胎发育的过程中，特定部位的细胞将分化成为不同类型，而这种分化则来自位于不同部位的诱导者的诱导。这就是胚胎诱导理论。

汉斯·斯佩曼胚胎诱导理论是胚胎学的重大成果。诱导理论使我们理解了许多诸如"人的头为什么长在肩膀上而不是背上"一类的问题。从此，胚胎学成为医学的一个重要分支。

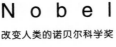
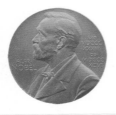
汉斯·斯佩曼还预测到克隆分化成熟的细胞的可能性，尽管当时这种科技还并没有出现。

奇妙的胚胎发育

以前，我们还只能猜想未出世的胎儿过着什么样的生活。现在随着超声波技术的突飞猛进，我们可以一窥腹内胎儿的情况了。医生可以在一个类似电视的荧屏上观察胎儿的一举一动：打呵欠、吮拇指、用手抓、伸懒腰、做鬼脸、眨眼睛——一切都如他出生后的样子。

包括人类在内的动物都是由胚胎发育而来的，而胚胎则起源于一个细胞，即受精卵。在母亲体内，从受精卵开始到第8周，生命的最初形态称为胚；8周之后各系统器官已大致形成，此时的新生命则叫做胎。人体结构精细而复杂，而如此完美的设计竟然是从一个细胞发育而来的，造物主的奇妙构思着实让人惊叹。

受精卵一分为二，再分为四，随着细胞数目越来越多，不同细胞的前途也各有不同。一些细胞发育成为后来的神经系统，另一些细胞则变成了胃肠。短短的8周之内，原始细胞的命运被有条不紊地一一安排，10周后的胚胎已经"有模有样"了，虽然不到3厘米，可是已经能打哈欠、会伸腿，甚至还可以翻滚了。

诺贝尔生理学或医学奖 1936 年		
获 得 者	奥托·勒维	亨利·哈利特·戴尔
国 籍	奥地利	英国
获奖原因	对神经冲动的化学传递的相关发现	

发现神经传送的真面目

　　20 世纪 20 年代初期，英国科学家亨利·哈利特·戴尔在动物体内发现一种可以影响交感神经的神秘物质。

　　此后，亨利·哈利特·戴尔在研究组织毒素工作中，发现裸麦角提取物中含有一种酷似毒蕈碱的物质，能够在周围神经末梢引起副交感神经的各种效应。他把这种物质从裸麦角分离出来进行检测研究，后来证明其为乙酰胆碱。

　　是否能把乙酰胆碱确定为神经冲动的化学传递介质，关键在于要在动物体内找到它的存在。这项任务是由奥地利药理学家奥托·勒维出色地完成的。

　　奥托·勒维的实验方法是：首先刺激某一条能够减缓青蛙心脏收缩频率的神经，然后从这只青蛙的心脏中取

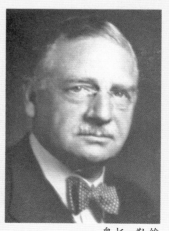

奥托·勒维

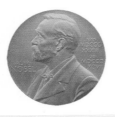
出一些血液注入另一只青蛙的心脏当中，结果第二只青蛙心脏的收缩也像第一只青蛙一样减缓了。这表明血液中的某种物质引发了这种变化，从而证明了神经系统能够释放出某些可以直接影响心脏的化学物质，奥托·勒维称之为"迷走素"。

其实，奥托·勒维所称的迷走素就是亨利·哈利特·戴尔在动物身上竭力要找的乙酰胆碱。

1902 年，在伦敦斯塔林实验室里，奥托·勒维第一次见到了成为终身朋友的亨利·哈利特·戴尔，两人一见如故，十分投机，并且研究方向也一致。

奥托·勒维和亨利·哈利特·戴尔经过 8 年的潜心研究，

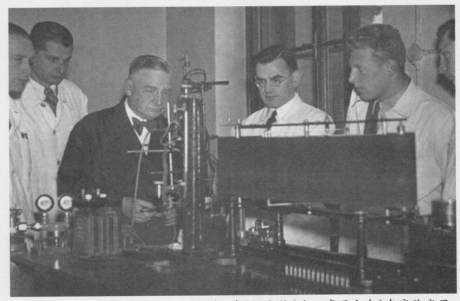

1935 年，奥托·勒维（左三穿黑衣者）在实验室里。

终于查明神经、肌肉之间是借助末梢神经释放的乙酰胆碱"上传下达"的。在生理学上，乙酰胆碱对记忆力的影响至关重要，大脑中的乙酰胆碱降低会导致记忆力减退。此外，研究发现，帕金森病（一种中枢神经系统变性疾病，又称震颤麻痹）也与乙酰胆碱有关，当多巴胺和乙酰胆碱两种物质失衡时（比如多巴胺合成减少，则不能抑制乙酰胆碱，那么乙酰胆碱的兴奋作用就相对增强），便会造成震颤麻痹。

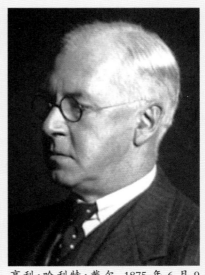

亨利·哈利特·戴尔，1875 年 6 月 9 日出生于伦敦，英国神经科学家和药理学家。曾任国家医学研究所生理化学和药理学部主任。1932 年，他被封为爵士；1944 年，被授予了荣誉勋章。

1936 年，奥托·勒维和亨利·哈利特·戴尔因对神经冲动的化学传递的相关发现，共同获得了诺贝尔生理学或医学奖。

值得一提的是，1938 年，纳粹德国入侵并且攻占了奥地利，奥托·勒维和他的两个儿子同其他犹太居民一样被关进了监狱。释放后，他和家人一起逃亡，先后在比利时的布鲁塞尔和牛津大学教学。1940 年起，他开始在纽约大学教学，并于 1946 年加入美国国籍成为美国公民。

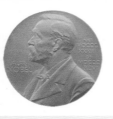

诺贝尔生理学或医学奖 1937 年	
获 得 者	阿尔伯特·森特·哲尔吉
国 籍	匈牙利
获奖原因	与生物燃烧过程有关的发现,特别是关于维生素 C 和延胡索酸的催化作用

维生素 C 的发现者

知道什么叫坏血病吗？医学上的解释就是"一种急性或慢性疾病,特征为出血,类骨质及牙本质形成异常。儿童主要表现为骨发育障碍、肢体肿痛、假性瘫痪、皮下出血；成人表现为齿龈肿胀、出血,皮下瘀点,关节及肌肉疼痛,毛囊角化等。"而坏血病的另一个名称就叫"维生素 C 缺乏症"。

说到维生素 C 或许很多人都不陌生,但是在未发现维生素 C 之前,人们对于坏血病简直束手无策——早在公元前 1550 年,古埃及的医学纸草卷中就描述了坏血病的症状。1499 年,达·伽马的船队因坏血病而失去了 170 名船员中的 116 个；1520 年,麦哲伦 230 人的船队仅有 20 多名船员幸免于坏血病。总之,在十五六世纪的时候,欧洲

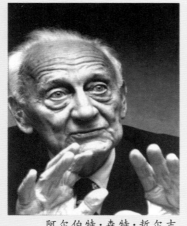

阿尔伯特·森特·哲尔吉

海上船员常常死于坏血病，因而坏血病又被称为"海上凶神"。

对抗这种病症，科学家一直在寻找解决办法。

1747年，英国皇家海军外科医生詹姆斯·林德在船上做了一个很著名的实验，12个严重的坏血病海员，大家都吃完全相同的食物，唯一不同的药物是当时传说可以治疗坏血病的药方。通过实验，詹姆斯·林德发现利用柑橘类水果和新鲜蔬菜可以治疗和预防坏血症。这种治愈坏血症的方法，并没有指出是由于缺乏维生素C引起的，只是因为柑橘类水果和新鲜蔬菜富含维生素C而恰好治愈了坏血病。

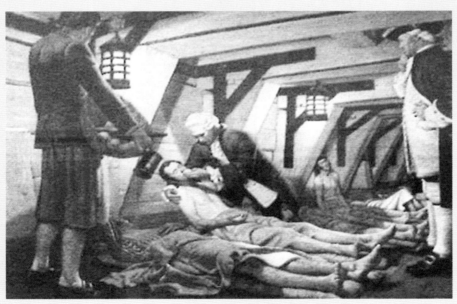

詹姆斯·林德用新鲜蔬果救治船员

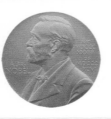
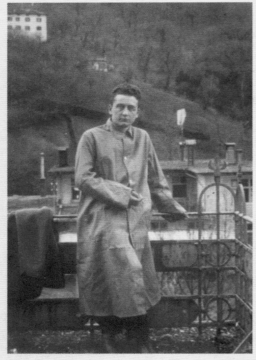

阿尔伯特·森特·哲尔吉，1893年月16日出生于匈牙利布达佩斯，先后任教于剑桥大学、塞格德大学。除获得诺贝尔生理学或医学奖之外，他于1954年因在心血管疾病领域开展的对心肌的基础研究成果获得了拉斯克医学奖。

直到1932年，匈牙利生物化学家阿尔伯特·森特·哲尔吉正式分离出维生素C，并给这种物质起了一个名字——抗坏血酸。

阿尔伯特·森特·哲尔吉研究指出，抗坏血酸是人类食物中必须要有的一种维生素。抗坏血酸的出现消灭了一个长久以来人类未能攻克的疾病——坏血病。毫无疑问，这是一个伟大的发现。

此外，阿尔伯特·森特·哲尔吉还发现了延胡索酸的催化作用。研究发现，延胡索酸药物可以用于治疗银屑病、防止多发性硬化症等。

阿尔伯特·森特·哲尔吉因与生物燃烧过程有关的发现，特别是关于维生素C和延胡索酸的催化作用而获得了1937年的诺贝尔生理学或医学奖。

维生素 C 的作用

维生素 C 是一种水溶性维生素，大量存在于新鲜水果中，其中每 100 克猕猴桃含维生素 C 高达 400～420 毫克，比柑橘、苹果等水果高几倍甚至几十倍。食物中的维生素 C 被人体小肠上段吸收，缺乏它可引起坏血病，一旦吸收，就分布到体内所有的水溶性结构中。正常成人体内的维生素 C 代谢活性池中约有 1500 毫克维生素 C，最高储存峰值为 3000 毫克维生素 C。

有趣的是，只有人类等高级灵长类动物会缺乏维生素 C，因为维生素 C 无法于体内自行合成，必须依赖食物补充。而自然界绝大部分动物均能自行合成维生素 C，因此它们并不担忧维生素 C 缺乏。维生素 C 并不稳定，简单的巴氏消毒法就能破坏它，消毒后的牛奶中维生素 C 已被破坏，因此婴幼儿喂养不当也会导致维生素 C 缺乏。

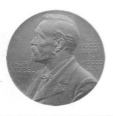

诺贝尔生理学或医学奖 1938 年	
获 得 者	柯奈尔·海门斯
国 籍	比利时
获奖原因	发现呼吸调节中颈动脉窦和主动脉的机理

揭开人类呼吸秘密的人

呼吸活动是个很奇特的生理现象，奇特在它能够受到意识的支配，比如我们人类可以依靠自己的意识来控制呼吸的节奏；但是，即便离开了我们所谓的"意识支配"，呼吸也不会停止。那么这到底是怎么回事呢？这个答案便由比利时医学家柯奈尔·海门斯给我们揭开。

1892 年 3 月 28 日，柯奈尔·海门斯出生于比利时根特的

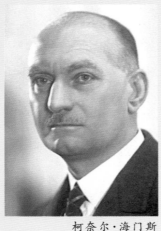

一个医学世家，他的父亲 J.F.海门斯是原根特大学药理学教授和校长、该校药理学和治疗学的创始人，柯奈尔·海门斯的成长受到了父亲的极大影响。

1920 年，柯奈尔·海门斯获得了根特大学博士学位。之后在法兰西学

柯奈尔·海门斯

院、洛桑大学、维也纳大学、伦敦大学

人类呼吸的秘密

当空气中二氧化碳浓度升高时，人体也会加快呼吸频率，不由自主地深吸气；当我们爬上很高的地方或刚做完剧烈运动时，我们会感到呼吸很急促。这是因为我们的体内缺少氧气，必须通过急促的呼吸获得更多的氧气。

但是我们的身体是如何知道我们缺氧的呢？这一直是一个谜。美国弗吉尼亚大学的生物化学家本杰明·加斯说："近一百年来人类一直在寻找人体内的氧探测器。"

据《自然》杂志报道，科学家已经证明这个氧探测器就是一种一氧化氮与硫和氢结合形成的分子。科学家们发现，当人体内的血红蛋白与氧结合时，一氧化氮也会吸附在血红蛋白上，当血红蛋白与氧分离时，一氧化氮也会分离。这种物质可以影响大脑中控制呼吸的区域。

我们在做剧烈运动时，血液中的氧会被各器官大量地消耗，而血液中氧含量的减少又会导致血液携带的该物质的减少。大脑中控制呼吸的区域发觉该物质减少后将自动调节呼吸，我们的呼吸就会不由自主地急促。

和凯斯西储医学院等任职。

1930 年，柯奈尔·海门斯成为根特大学药理系教授，并开始了他的人类呼吸探索之旅。经过不断反复实验，柯奈尔·海门斯找到了调节呼吸活动的神经机制：

1.在主动脉血管区有一个感受器，当主动脉血压变化时，

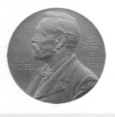
感受器能够通过神经反射调节呼吸。

2. 位于颈动脉分叉的动脉窦处也有一个感受器,当血管内压力变化时,该感受器一样能够引起神经反射并作用于呼吸中枢,调节呼吸活动。

因对颈动脉窦和主动脉机制在呼吸调节中所起作用的重大发现,柯奈尔·海门斯获得了 1938 年的诺贝尔生理学或医学奖。

诺贝尔生理学或医学奖 1939 年		
获 得 者	格哈德·多马克	
国 籍	德国	
获奖原因	发现百浪多息(一种磺胺类药物)的抗菌效果,用于治疗葡萄球菌、溶血性链球菌等感染	

迟来的获奖者

　　1895 年 10 月 30 日，格哈德·多马克出生于德国布兰肯堡的马尔其兹。他的父亲是小学教员，母亲是家庭妇女，家境十分清苦。但格哈德·多马克学习努力，以优异的成绩考入基尔大学医学院。第一次世界大战爆发后，格哈德·多马克中途辍学服兵役，成为一名军医。1918 年，他重返基尔大学继续学习，于 1921 年取得基尔大学医学博士学位。

　　1924 年以后，格哈德·多马克先后在格赖夫斯瓦尔德大学和明斯特大学任病理学讲师、教授。

　　1927 年，格哈德·多马克到德国拜耳研究所从事实验病理学及细菌学的研究。在此期间，格哈德·多马克把染料合成和新医药的研究结合起来，合成了 1000 多种偶氮化合物，用

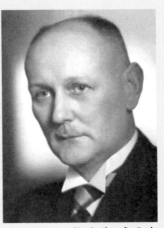

格哈德·多马克

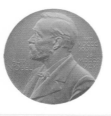
于查找一种治疗链球菌败血症的药物。

在这么多化合物当中，格哈德·多马克不厌其烦、逐一试验，最终，他发现了一种橘红色化合物可以治愈受感染的小白鼠。

这种橘红色化合物早在 1908 年就应用于纺织工业，给纺织品着色，它的商品名为"百浪多息"，但是百浪多息的药用价值并没有被发现。当格哈德·多马克发现其药用价值后，并不能确定它的药物安全性。而格哈德·多马克第一次进行人

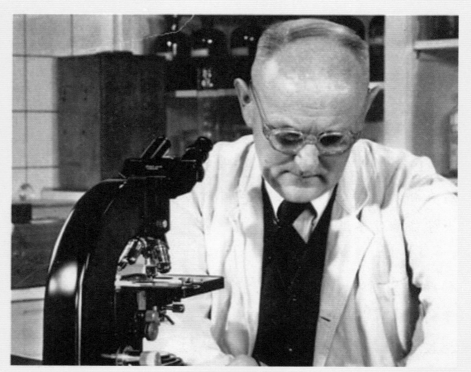

格哈德·多马克在研究中

体试验药物安全性的对象竟然是他的女儿，这是一种冒险而富有奉献的举动。

原因起于格哈德·多马克的

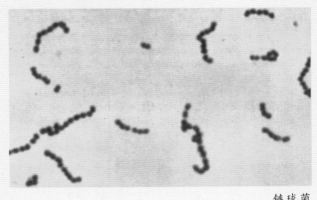

链球菌

女儿受了链球菌感染，进而恶化至败血症，而百浪多息对链球菌正有治愈作用，于是格哈德·多马克选择了冒险，最终他成功治愈了女儿的疾病。

后来又经过反复陆续试验，格哈德·多马克证明了百浪多息的安全性。这种新型药物，很快被投入批量生产。这种磺

百浪多息"杀敌"的秘密

法国巴黎巴斯德研究所的特雷埃夫妇及其同事揭开了百浪多息在活体中发生作用的秘密：原来，百浪多息在体内能分解出有效代谢产物——对位氨苯磺胺。对位氨苯磺胺和病菌生长繁殖所必需的物质——对氨基苯甲酸（PABA）在化学结构上十分相似，这样就被病菌不辨真假地吞吃掉。在病菌体内，对位氨苯磺胺像是跳进铁扇公主肚子里的孙悟空，它将与PABA竞争病菌生长必需的二氢叶酸合成酶，使病菌无法合成二氢叶酸而死掉。

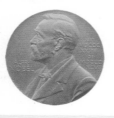
胺类药物主要用于对付各种细菌,比如磺胺吡嗪用于治疗肺炎、磺胺噻唑用于治疗金葡菌感染、磺胺嘧啶用于对抗链球菌和金葡菌感染等。

由于百浪多息的治疗效果极佳,在世界上引起了相当大的轰动。由此,1937年,德国化学学会向格哈德·多马克授予了埃·费雪纪念章。1939年,格哈德·多马克被授予当年的诺贝尔生理学或医学奖,以表彰他研究和发现磺胺药物的抗菌效果。

然而当时的德国是希特勒统治下的纳粹政府,希特勒曾明令禁止德国人接受诺贝尔奖。因此,格哈德·多马克被纳粹政府强迫声明拒绝接受诺贝尔奖。

在如此恐怖、极端的社会环境下,格哈德·多马克并没有放弃自己的研究,他仍然在继续寻找疗效更好、副作用更小的磺胺类药物。1940年,格哈德·多马克发现磺胺噻唑(商品名为"消治龙")及其功效;1941年,格哈德·多马克研究出抗结核药物——肼类化合物。

1947年12月,在瑞典首都,诺贝尔基金会专门为重新获得自由的格哈德·多马克举行授奖仪式。格哈德·多马克从瑞典国王手中接过这迟来的诺贝尔奖章和证书。

诺贝尔生理学或医学奖 1943 年		
获 得 者	亨利克·达姆	爱德华·阿德尔伯特·多伊西
国 籍	丹麦	美国
获奖原因	发现维生素 K	发现维生素 K 的化学性质，并分离提纯维生素 K

意料之外的科研成果

维生素的发现存在诸多意外和偶然因素：航行于大海之上的海员死于坏血病时，被发现一些新鲜果蔬中富含的维生素 C 能治愈坏血病；患脚气病的小鸡如果用米糠饲养就能被治愈，因而发现了维生素 B；当成群的小鸡仔死于致命出血时，却意外地发现了维生素 K。

而发现维生素 K 的人就是丹麦生物化学家、生理学家亨利克·达姆。

1895 年 2 月 21 日，亨利克·达姆出生于丹麦首都哥本哈根。他的父亲是一位药剂师，正是出于这种家庭环境的影响，亨利克·达姆自幼就对生物化学有极大的兴趣。

1920 年，亨利克·达姆毕业于

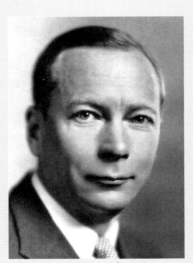

亨利克·达姆

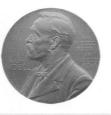
哥本哈根工艺学院化学系,并于同年受聘于哥本哈根农业和兽医学校,担任化学教员。在这期间,亨利克·达姆的研究对象大多与作物、家畜、家禽有关,这些无疑都给亨利克·达姆之后的科学研究成果奠定了良好的基础。

1928 年,亨利克·达姆主要从事小鸡胆固醇代谢的专项研究工作,在研究时他发现,在小鸡的皮下肌肉当中乃至全身都有出血症状。

亨利克·达姆开始寻找治愈这种出血症状的方法。最终,他意外地发现,只要在饲料中加入紫花苜蓿与鱼粉即能治愈出血。紧接着他又发现大麻籽、西红柿、绿叶以及猪肝脏等食

维生素 K 与止血

人体血管内的血液昼夜奔流不息。然而一旦血管出现小破口,流出的血液便会在短时间内凝固,以阻止更多的血液流出。血液从流动的液体状态变成不能流动的胶冻状凝块的过程即为血液凝固。这种神奇的保护机制涉及一大串连锁反应,已知参与其中的物质多达数 10 种。

血液和组织中直接产于血液凝固的物质统称为凝血因子。已知公认的凝血因子共有 12 种,国际命名法用罗马数字编号。凝血因子 II、VII、IX、X 都在肝脏中合成,在它们形成过程中都需要维生素 K 参与。缺乏维生素 K,将会出现出血倾向;使用维生素 K 可以改善凝血不良的症状。在外科手术中,用维生素 K 可以减少出血量,因此它在外科手术中非常有用。

物中都含有一种防止出血的物质。

1935 年，亨利克·达姆把这种新发现的物质命名为维生素 K。

1939 年，美国生物化学家爱德华·阿德尔伯特·多伊西成功地分离提纯出维生素 K_1 和维生素 K_2。以后，他又根据维生素 K_1 和 K_2 的物理化学性质进行研究，证明和确定了维生素 K_1 和 K_2 的结构，进而又合成了维生素 K_3。

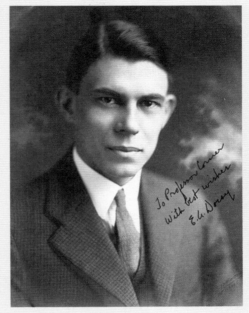

爱德华·阿德尔伯特·多伊西，1893 年 11 月 3 日出生于美国伊利诺伊州霍玛。1920 年获得哈佛大学博士学位。从 1920 年起，他先后在华盛顿大学、圣·路易斯大学担任生物化学讲师、副教授、教授等。

维生素 K 的发现，使得由于缺乏维生素 K 引起的相关疾病得到了很好的治疗效果。因此，1943 年，亨利克·达姆与爱德华·阿德尔伯特·多伊西分享了当年的诺贝尔生理学或医学奖。

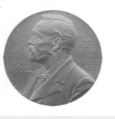

诺贝尔生理学或医学奖 1944 年	
获 得 者	约瑟夫·厄尔兰格　　　　赫伯特·斯潘塞·加塞
国 籍	美国　　　　　　　　　　美国
获奖原因	发现单神经纤维的高度分化功能

神经纤维传递的秘密

在科学研究领域，探索未知世界是科学家潜心研究的动力，越是别人没有涉足的领域，越可能有新的发现。70 多年前，美国一名出身寒门的科学家经过多年潜心研究，不但捕捉到了神经纤维间的微弱电流，还将它们画成图形，真切地反映到人们面前，为医疗和科研领域开拓了一片崭新的天地，这位科学家就是美国的生理学家约瑟夫·厄尔兰格。

1874 年 1 月 5 日，约瑟夫·厄尔兰格出生于美国加利福尼亚州旧金山的一个移民之家。他先后在闻名世界的加利福尼亚大学和霍普金斯大学进修医学，毕业后留校任教。1906 年成为威斯康星大学生理学教授，1910 年

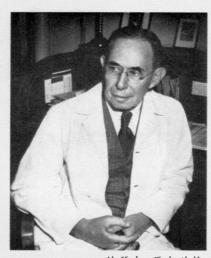

约瑟夫·厄尔兰格

转到圣·路易斯华盛顿大学任生理学教授、医学部长等职。

1920年，约瑟夫·厄尔兰格和他的助手赫伯特·斯潘塞·加塞在高敏度阴极射线示波器的启发下，共同研究制成了以阴极射线示波器为基础的高灵敏度的增幅仪，从此，单个神经纤维活动电位波形记录获得成功。

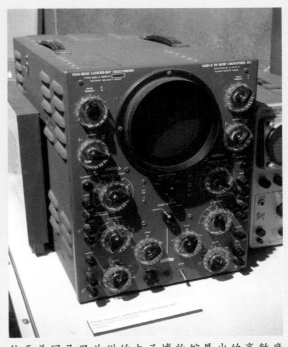

位于美国马里兰州的电子博物馆展出的高敏度阴极射线示波器

有了这种高灵敏度的增幅仪，他们在神经纤维的电信号传导方面有个重大发现，即神经纤维较粗的传导速度要高于神经纤维较细的传导速度。

这是为什么呢？

原来粗大的神经纤维要比纤细的神经纤维遇到的电阻要小，因此传导电流的强度和速度都要高和快。那么，神经生物电通过粗或细的神经纤维传导，其速度就出现了差异，即

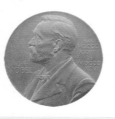
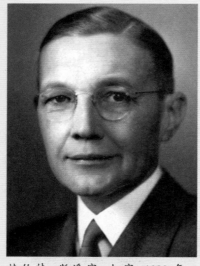

赫伯特·斯潘塞·加塞，1888 年 7 月 5 日出生于美国威斯康星州的普拉特维尔，生理学家，美国科学院院士。1915 年，获得霍普金斯大学医学博士学位，先后在威斯康星大学、华盛顿大学、康奈尔大学医学院；1935 年起，任洛克菲勒医学研究所所长。

不同的神经纤维是以不同的速度来传导，传导的速度与纤维的粗、细成正比。

此后，约瑟夫·厄尔兰格和赫伯特·斯潘塞·加塞还对所获得的神经电位波进行了分析，除了发现神经纤维在传导速度方面不同之外，还查明了神经纤维的特性，这为后来的疼痛生理学及反射生理学开辟了道路。约瑟夫·厄尔兰格把他在这方面的研究成果都收集在他的《神经的电活动》一书中。

他们的精密仪器装置及对神经活动电位波形卓有成效的分析和解释，成为后来神经生理学飞速发展的基础。

因发现单神经纤维的高度分化功能的研究成果，约瑟夫·厄尔兰格和赫伯特·斯潘塞·加塞共同获得了 1944 年的诺贝尔生理学或医学奖。

神经传递的速度和种类

　　我们知道神经信号的传递是一个生物电现象,根据约瑟夫·厄尔兰格和赫伯特·斯潘塞·加塞研究,他们将神经纤维分为 A、B、C 三类。这三类神经纤维的传导速度也各不相同:

　　A 类神经纤维具有发达的髓鞘,直径最粗,传导速度可达每秒 100 米以上;

　　B 类神经纤维也具有髓鞘,但神经纤维较细,传导速度较慢,每秒为3 ~ 15 米;

　　C 类神经纤维属于无髓纤维,神经纤维最细,传导速度很慢,每秒 2 米以下。

　　按照神经纤维传导兴奋的方向不同,又可把其分为两类:

　　一类是把兴奋从外周传向脑、脊髓的传入神经纤维,也叫感觉神经纤维;

　　另一类是把兴奋从脑、脊髓传向外周的传出神经纤维,又叫运动神经纤维。

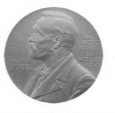
诺贝尔生理学或医学奖 1945 年		
获 得 者	亚历山大·弗莱明　　　　恩斯特·伯利斯·柴恩　　　霍华德·弗洛里	
国 籍	英国　　　　　　　　　　英国　　　　　　　　　　澳大利亚	
获奖原因	发现青霉素及其对各种传染病的疗效	

青霉素传奇

　　历史上的 1945 年是一个充满传奇与伟大的年代：第二次世界大战宣告结束，中国人民抗日战争取得伟大胜利，纳粹党党魁阿道夫·希特勒自杀身亡，主持世界公道与正义的联合国成立……而最值得一提的是，这一年，伟大的青霉素诞生了，结束了人类头号公敌——传染性疾病——几乎无法治疗的时代。

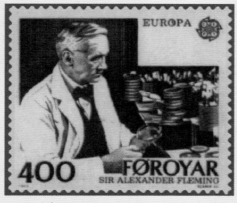

法罗群岛发行的纪念亚历山大·弗莱明邮票

　　青霉素的发现要归功于三位科学家，他们是：

　　英国著名细菌学家、生物化学家、微生物学家亚历山大·弗莱明；

　　英国生物化学家恩斯特·伯利斯·柴恩；

澳大利亚药理学家霍华德·弗洛里。

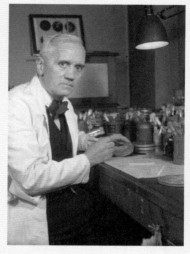

亚历山大·弗莱明，1881年8月6日出生于英国洛克菲尔德。

三位科学家对青霉素的发现都有各自不同的贡献。

说起青霉素的发现过程还相当充满传奇色彩。

1928年，英国细菌学家亚历山大·弗莱明一直在做关于葡萄球菌的研究。一天，他在检查未被清理的培养皿时偶然发现，一只培养皿中的葡萄球菌（一种严重的感染源）由于被污染而长了一大团"霉菌"。再仔细观察，发现离这团霉菌较近的葡萄球菌被杀死了，而离这团霉菌较远的葡萄球菌还在很好地生长。亚历山大·弗莱明根据眼前这一情景推断，一定是这团霉菌中含有某种物质抑制了葡萄球菌的成长。

之后，亚历山大·弗莱明从这

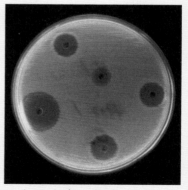

现代抗生素"金黄色葡萄球菌—抗生素"测试方法，类似于亚历山大·弗莱明使用的方法。

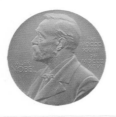

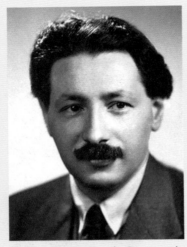

恩斯特·伯利斯·柴恩，1906 年 6 月 19 日出生于德国柏林，德裔英国生物化学家。

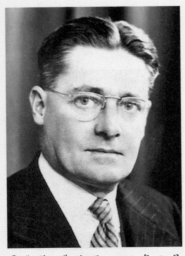

霍华德·弗洛里，1898 年 9 月 24 日出生于澳大利亚阿德雷得。

团霉菌中提取了一种物质，就是它杀死葡萄球菌的，而这种霉菌就是青霉菌属的一种。

1929 年 3 月 7 日，亚历山大·弗莱明在他发表的论文中将这种物质命名为青霉素。但是，这一伟大的发现未被科学界重视，导致青霉素的问世至少推迟了 10 年。

直到 1939 年，亚历山大·弗莱明关于青霉素的论文引起了一位澳大利亚药理学家霍华德·弗洛里的注意，他向亚历山大·弗莱明索取该菌种，并和他的同事，另一位英国生物化学家恩斯特·伯利斯·柴恩做进一步的深入研究。

在霍华德·弗洛里和恩斯特·伯利斯·柴恩共同不懈的努力下，他们终于弄清楚了青霉素的性质、分离和化学结构，并于 1941 年成功提纯了青霉素。同年，青霉素第一次使用在被葡萄球菌感染的病人身上，并获得成功。

　　此后，青霉素被广泛运用于战争（当时正值第二次世界大战）中受到感染的伤员，间接为青霉素的杀菌作用起到了极大的宣传作用。因此，青霉素的发现及临床应用的成功，开创了医疗科学的新纪元，被誉为"奇迹药物"，它与原子弹、DDT（一种杀虫剂）被看做是第二次世界大战中的三大发明。

　　可以说，青霉素的发现，改变了全人类的生活与命运，它

二战宣传画：感谢青霉素，伤兵可以安然回家。

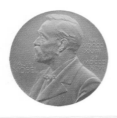

拯救了难以计数的濒临死亡的白喉、梅毒、肺炎、脑膜炎、脓毒症等感染患者。以至今天，我们人类仍在使用青霉素，从这个层面而言，青霉素本身就是一个传奇。

1945 年，三人因为这项伟大的发现而共同获得了当年的诺贝尔生理学或医学奖。

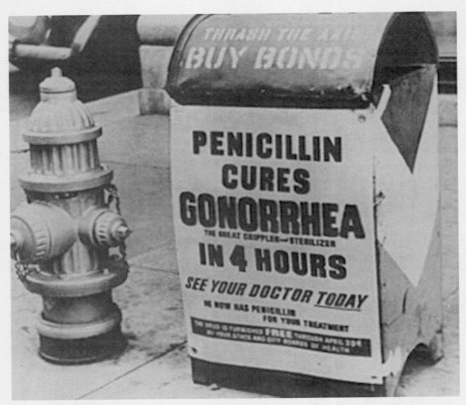

1944 年，一张海报贴在路边的邮箱上，给二战军人提供建议：青霉素 4 个小时治疗淋病。

青霉素

青霉素又被称为盘尼西林、配尼西林、青霉素钠、青霉素钾。它是人类历史上发现的第一种抗生素，它的研制成功大大增强了人类抵抗细菌性感染的能力，带动了抗生素家族的诞生。它的出现开创了用抗生素治疗疾病的新纪元。继青霉素之后，链霉素、氯霉素、土霉素、四环素等抗生素不断产生，增强了人类治疗疾病的能力。

青霉素治疗的机理是通过破坏细菌的细胞壁来发挥抗菌作用的，而人体细胞并无细胞壁，因此除了少数过敏的情况外，青霉素对人自身的伤害非常小。

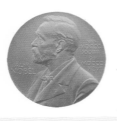

诺贝尔生理学或医学奖 1946 年	
获 得 者	赫尔曼·约瑟夫·穆勒
国 籍	美国
获奖原因	因辐射遗传学研究方面的重大贡献

敬畏生命的科学家

1886 年，荷兰植物学家雨果·德弗里斯首次注意到野生月见草的性状改变，并将这种变化描述为"突变"。

那么，是什么原因导致这种突变的呢？随着染色体和基因的发现，人们一直试图从遗传物质改变的角度来解释自然界的这种突变现象。美国遗传学家赫尔曼·约瑟夫·穆勒就是因为这方面的研究，获得了 1946 年的诺贝尔生理学或医学奖。值得一提的是，他也是获得该奖项的第二位遗传学家。

与他同样因基因遗传方面的研究而获得该奖项的遗传学家正是他的老师——"现代遗传学之父"托马斯·亨特·摩尔根。

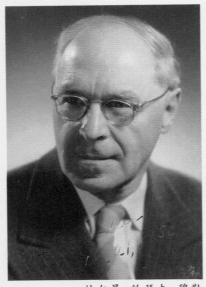

赫尔曼·约瑟夫·穆勒

当时，赫尔曼·约瑟夫·穆勒正跟随老师进行基因遗传研究，这一经历与他后来取得的成就密不可分。

1890 年 12 月 21 日，赫尔曼·约瑟夫·穆勒出生于美国纽约。他自幼便喜欢收集昆虫和小动物，常常跟随父亲到野外郊游或到自然历史博物馆参观，因而对生物进化和自然科学产生了浓厚兴趣。

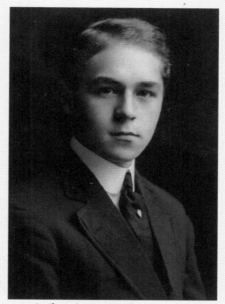

大学时期的赫尔曼·约瑟夫·穆勒

1910 年，赫尔曼·约瑟夫·穆勒取得哥伦比亚大学学士学位。1912 年，跟随老师托马斯·亨特·摩尔根从事基因遗传辅助研究工作。

1914 年，赫尔曼·约瑟夫·穆勒离开老师托马斯·亨特·摩尔根的果绳实验室，这一选择有失有得，"失"在少了恩师的言传身教，"得"在为他后来在学术上独当一面并取得巨大成就提供了一次难得的机遇。

1926 年，赫尔曼·约瑟夫·穆勒在实验过程中，对果蝇的 X 射线照射剂量加大，发现果蝇基因突变的频率也相应提高。这一实验成果非常重大——证明了人工可以诱导基因突

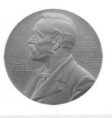
变。他在《基因的人工诱变》一文中写道："已十分肯定地发现，用较高剂量的 X 射线处理精子，能诱发受处理的生殖细胞发生高比例的真正的'基因突变'……高剂量处理的（基因）突变率要比未受处理的生殖细胞高出约 15000%。"

这一实验结果，也让赫尔曼·约瑟夫·穆勒深深地认识到，人类的某些活动会导致人类的基因突变，进而造成未知的灾难。

因此，赫尔曼·约瑟夫·穆勒提出保护人类不受辐射污染，反对在医学上滥用 X 射线，反对不负责任地应用核燃料和试验原子弹。1955 年，作为辐射危害领域的先行者，赫尔曼·约瑟夫·穆勒参与签署了《罗素—爱因斯坦宣言》，并提出应该禁止核武活动，参与的科学家指出："核试验尘埃的影响是全球性的，影响所有国家的公民；一定数量的核试验尘埃将对基因产生影响，导致基因突变，其影响将延续好几代人；一场核大战的灾难性影响将比核试验尘埃大几千倍，数以亿万计的人将被爆炸、高温和电离子放射一下子杀死，全球放射性尘埃将导致大范围的基因突变和其他伤害。"这直接助推了后来国际社会控制核武活动的相关开展工作。

由此可以看出，赫尔曼·约瑟夫·穆勒对生命充满敬畏、对人类充满同情，当是人类社会应该永远铭记的一代科学大师。

哪些基因遗传最常见

总是在不经意间发现，原来宝宝和自己有那么多相似之处，鼻子、嘴巴、眼睛……爸爸妈妈的基因就像快乐的小密码，留在宝宝的身体里，并伴随其一生。

以下是我们最常见的基因遗传：

肤色：人类肤色遗传是由2对以上的基因控制的，不同肤色的基因对后代作用是相同的，因此肤色在遗传时往往不偏不倚，总是遵循父母"中和"色的自然法则。比如，父母皮肤较黑，绝不会有白嫩肌肤的子女，若一方白、一方黑，那么，在胚胎时"平均"后大部分会给子女一个棕色类的中性肤色，但也有更偏向一方的情况发生。

鼻子：一般来讲，鼻子大、高而鼻孔宽的人呈显性遗传。父母双方中有一人是挺直的鼻梁，遗传给孩子的可能性就很大。并且这种遗传是很有耐心的，即使小时候是矮鼻子的人，只要父母一方是大鼻子，长到成年时期还有变成大鼻子的可能。

眼睛：父母的眼睛形状对孩子的影响显而易见。对于孩子来讲，眼形、眼睛的大小是遗传自父母的。要想生一个大眼睛的漂亮宝贝，父母双方应至少有一个人是大眼睛的，这样生大眼睛孩子的可能性才会大一些。

双眼皮：相比单眼皮的隐性遗传，双眼皮作为显性遗传更容易在孩子身上表现出来。一般来讲，单眼皮与双眼皮的人结婚，孩子极有可能是双眼皮。但如果父母双方都是单眼皮，那也不要怪孩子是单眼皮喽！

除上述常见基因遗传之外，其他如眼球颜色、睫毛长短、耳朵大小、嘴唇薄厚也是有遗传的。

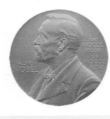

诺贝尔生理学或医学奖 1947 年		
获 得 者	卡尔·斐迪南·科里　　　格蒂·特蕾莎·科里	贝尔纳多·奥赛
国 　 籍	美国　　　　　　　　　　美国	阿根廷
获奖原因	发现糖原的催化转化原因	发现垂体前叶激素在糖代谢中的作用

科学界的最佳拍档

　　1896 年 8 月 15 日，格蒂·特蕾莎·科里出生于捷克斯洛伐克布拉格（当时属奥匈帝国，今属捷克）的一个犹太人家庭。由于受到当地社会风气以及女性受歧视的现状影响，女性入学读书是一件非常难得的事情。而格蒂·特蕾莎·科里却成为这些女子当中的幸运一员，她未入女子学校读书之前，接受了传统的家庭教育。其中，对她人生影响最大的是她的一位作为小儿科教授的叔叔，叔叔常常鼓励她学习医学。在这样的鼓励之下，格蒂·特蕾莎·科里不负所望，于 1914 年进入布拉格查理大学学医，并取得医学博士学位。

　　在大学期间，格蒂·特蕾莎·科里与卡尔·斐迪南·科里相识。1920 年，两人举行了婚礼。1922 年，夫妇俩移居美国，在纽约州布法罗国家恶病研究所（今罗斯威尔公园癌症研究所）工作，于 1928 年正式加入美国国籍。

　　格蒂·特蕾莎·科里与卡尔·斐迪南·科里夫妇志趣相投，

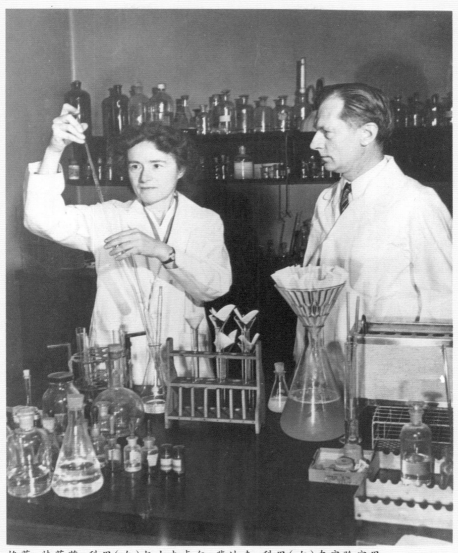

格蒂·特蕾莎·科里（左）与丈夫卡尔·斐迪南·科里（右）在实验室里

卡尔·斐迪南·科里，1896 年 12 月 5 日出生于捷克布拉格，生物化学家。1931—
1966 年，任教于华盛顿大学；退休后，在马萨诸塞州总医院的一个实验室从事遗
传学研究。

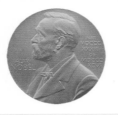

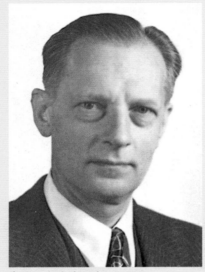

卡尔·斐迪南·科里

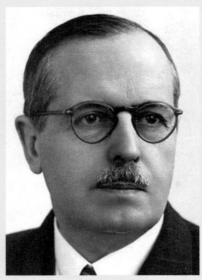

贝尔纳多·奥赛,1887 年 4 月 10 日
出生于阿根廷。

有共同爱好,又从事相同的研究工作,两人在科学研究上相互支持、彼此协作,创造了不少有价值的科学成果。在布法罗国家恶病研究所,夫妇二人主要研究葡萄糖的新陈代谢,期间,两人一起发表了 50 篇论文,格蒂·特蕾莎·科里独立发表了 11 篇论文,两人堪称科学界的最佳拍档。

1929 年,两人共同发表了关于"糖代谢中的酶促反应"的论文,这一论文是葡萄糖代谢领域重要的发现成果,被称为"科里循环"。

因这一科学成果,科里夫妇二人与阿根廷科学家贝尔纳多·奥赛(发现垂体前叶激素在糖代谢中的作用,垂体前叶激素包括垂体促性腺激素、生长激素、生乳素等)共同分享了

科里循环

　　科里循环是以格蒂·特蕾莎·科里与卡尔·斐迪南·科里夫妇的名字命名的。

　　我们知道葡萄糖在生物学领域具有重要地位，是活细胞的能量来源和新陈代谢的中间产物，是生物体内新陈代谢不可缺少的营养物质。它的氧化反应放出的热量是人类生命活动所需能量的重要来源。而葡萄糖在人的体内是如何被储存的，又是如何起作用的，这个问题一直未被人类解开。而科里循环为我们解答了这个问题：骨骼肌细胞通过糖酵解分解葡萄糖或糖原获得能量，其产物丙酮酸经转化变为乳酸，乳酸通过血液到肝，在那里经过糖异生，重新生成葡萄糖；而葡萄糖会再随血液到达骨骼肌。

1947 年的诺贝尔生理学或医学奖。

　　格蒂·特蕾莎·科里成为诺贝尔科学奖历史上第三位女性获得者，这证明了女性一样具有非凡的科学才华，诚如乔治·沃克·布什对她的评价："（她）是美国第一位获得诺贝尔奖的女性，她的研究极大地推动了对糖尿病的治疗。"

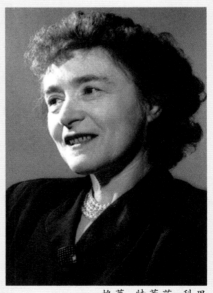

格蒂·特蕾莎·科里

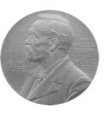
诺贝尔生理学或医学奖 1948 年
获 得 者 保罗·赫尔曼·穆勒
国　　籍 瑞士
获奖原因 发现 DDT 是一种高效杀死多类节肢动物的接触性毒药

双刃剑——DDT

1948 年的诺贝尔生理学或医学奖是一个充满奇特而争议的奖项。首先，它颁发给了本该属于化学领域的科学发现——DDT；其次，这届诺贝尔生理学或医学奖在颁发之后，人们对这个科学成果持有巨大的争议。

要想弄清楚上述两个问题，我们先得了解一下 DDT 是一种什么化合物？DDT 中文名又叫"滴滴涕""二二三"，它的化学名叫"双对氯苯基三氯乙烷"。DDT 是一种高效、持续的接触性杀虫剂，所谓接触性就是蚊虫一类的生物挨着死、碰着亡。如果是针对害虫，使用它还真是非常实用、有效。

DDT 早在 1874 年由奥地利的欧特马·勤德勒首次合成，到 1939 年，瑞士化学家保罗·赫尔曼·穆勒才发

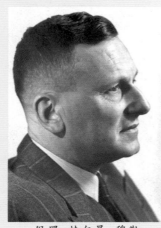

保罗·赫尔曼·穆勒

现 DDT 的杀虫功效，后来人们把 DDT 和青霉素、原子弹并誉为第二次世界大战时期的三大发明。因为这一发现，他在 1948 年获得了诺贝尔生理学或医学奖，这也是首次由非生理学家夺此殊荣。

化学家保罗·赫尔曼·穆勒从 1933 年以后，一直从事杀虫药剂的研究，先后发现衣物防虫剂、非水银消毒剂、DDT。DDT 的发现，带动了一种又一种合成有机农药的

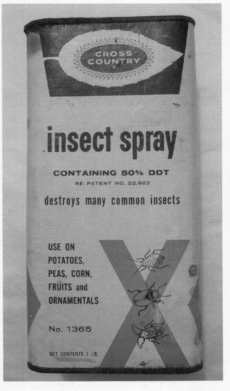

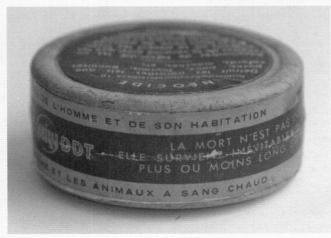

上图和下图为含有 DDT 的商业杀虫产品的外包装

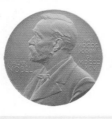

问世。从这个层面来说，DDT 的问世，的确是农作物害虫的克星，并带来了农作物的增产。

那么，作为化学家的保罗·赫尔曼·穆勒又是如何获得与人类生命相关的生理学或医学奖呢？这个问题，还要从头说起，我们知道黄热病、疟疾、斑疹伤寒、丝虫病、登革热等一系列恐怖的传染性疾病吧，这些传染性疾病正是以虫为媒介，肆虐传播，夺取了无数人的生命。时值第二次世界大战期间，作为人群密集的军队，是传染性疾病的重灾之地，DDT 问世之后，率先在军队大面积使用，并有效遏制了传染性疾病的传播与感染，由于军方的推广，很多人口密集、传染病流行的地区开始采用 DDT 杀虫，以期遏制传染性疾病的传播。的确，DDT 在这方面起到了令人意想不到的良好效果，数据显示，到 1962 年，全球传染性疾病的发病率已经降到很低，例如在印度，DDT 使疟疾病例在 10 年内从 7500 万例减少到 500 万例。

这对于处于传染病阴影下的人类而言，的确是一个天大的好事。

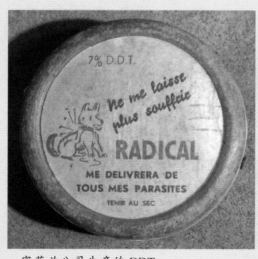

一家荷兰公司生产的 DDT

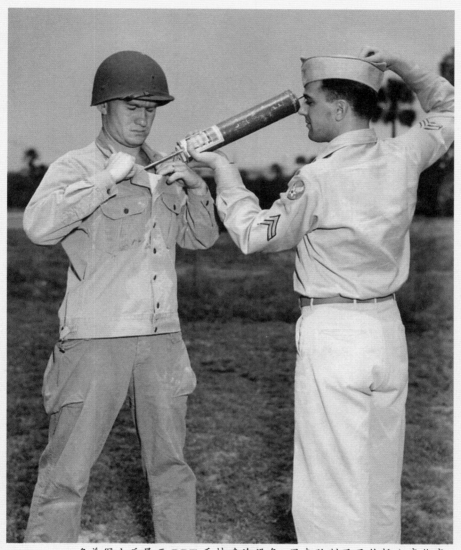

一名美军士兵展示DDT手持喷涂设备,用来防制虱子传播斑疹伤寒。

因此,诺贝尔颁奖委员会也适时地把这项生理学或医学奖颁发给了发现DDT杀虫效果的保罗·赫尔曼·穆勒。

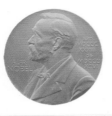
然而，这个奖的巨大争议又在哪里呢？科学总是在向前发展，人们的视界也在不断变化。

1962 年，美国著名女海洋生物学家、科普作家蕾切尔·卡逊的《寂静的春天》一书出版，关于环境保护这个概念也首次出现在人们的视野。在书中她披露了以 DDT 为首的合成农药对人类以及生态环境造成的深远危害。《寂静的春天》一书直接促使了 1972 年美国全面禁止 DDT 的生产和使用（此后世界各国也纷纷效法），同年 6 月 12 日，联合国在斯德哥尔摩召开人类环境大会，由各国签署了《人类环境宣言》。

于是，一些科学家开始关注使用 DDT 造成的负面效应，

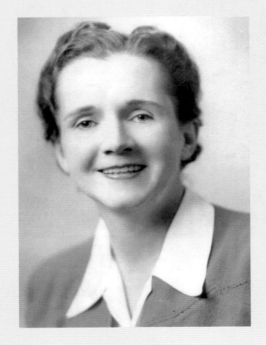

蕾切尔·卡逊（1907—1964 年），出生于宾夕法尼亚州斯普林达尔，1929 年毕业于宾夕尼亚女子学院，1932 年在霍普金斯大学获动物学硕士学位。毕业后，先后在霍普金斯大学和马里兰大学任教。她是著名的海洋生物学家、科普作家，著有《在海风的吹拂下》《我们周围的海洋》《海的边缘》《变换无穷的海岸》以及《寂静的春天》等。美国著名刊物《时代周刊》（2000 年 12 期）将蕾切尔·卡逊评为 20 世纪最有影响的 100 个人物之一，《匹兹堡》杂志誉其为"现代环境运动之母"，《人类环境宣言》也是继承和丰富了她的环境保护思想。

20 世纪 60 年代，科学家已经研究发现 DDT 在环境中非常难降解，并可在动物脂肪内蓄积，大量使用 DDT 的地区，一些食肉性的鸟类开始濒临灭绝。由于 DDT 具有较高的稳定性和持久性，用药 6 个月后的农田里，仍可检测到 DDT；漂移 1000 千米之远的灰尘也能检测到微量的 DDT。DDT 污

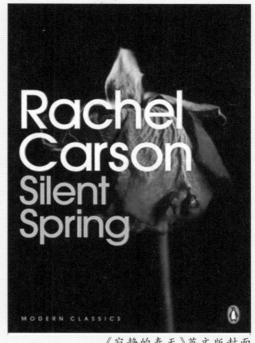

《寂静的春天》英文版封面

染遍及世界各地，就连生活在南极的企鹅体内也检测出了 DDT。

　　除了对生态平衡的破坏之外，DDT 对人类的健康也产生了负面影响——医学实验证明，它在人体内也会长期存留，并对人类生殖系统、肝脏功能、神经系统都会造成危害。

　　当全世界大多数国家因《寂静的春天》而禁止使用 DDT、并掀起环境保护热潮的时候，身患癌症的蕾切尔·卡逊（1964 年蕾切尔·卡逊因癌症病逝）遭到了 DDT 生产商的威胁和恐吓，而她依然以坚定不移的姿态和无懈可击的证据，阐述了

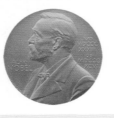

滥用农药给生态环境造成的恶果以及保护人类生存环境的重要性。这样一位保护环境的先锋和卫士,也一样值得我们敬佩。

也许,一切科学研究都值得我们深思,从 DDT 到核应用,我们思考它们给人类带来某些好处的同时,也该琢磨一下它们带来的负面影响。正如美国前副总统阿尔·戈尔在《寂静的春天》序言中所说的那样:"我们必须把精力集中在生物制剂上,为什么我们不致力于推广无毒物呢?"

诺贝尔生理学或医学奖 1949 年		
获 得 者	安东尼奥·埃加斯·莫尼斯	
国　　籍	葡萄牙	
获奖原因	发现前脑叶白质切除术对特定重性精神病患者的治疗效果	

疯狂的前额叶切除术

以精神病为题材的电影作品《飞越疯人院》《禁闭岛》《美少女特工队》都提到了一种手术,即给一些精神病人进行一种外科手术——前额叶切除术,其情景相当恐怖。

简单的手术器械,两根类似冰锥的铁器;粗暴的手术手段,在所谓精神病患者的颅骨上敲开一个口子,探入额叶切除器,继之,用这个器械机械性摧毁前额叶的神经纤维。

这样血腥、暴力、恐怖的电影镜头并非来自于虚构,而是来自于一个真实的手术发明——前额叶切除术,而且这种手术的发明人还因此获得了1949 年的诺贝尔生理学或医学奖,他就是葡萄牙医生安东尼奥·埃加斯·莫尼斯。

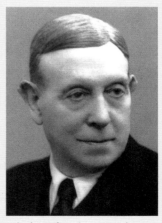

安东尼奥·埃加斯·莫尼斯

1935 年, 安东尼奥·埃加斯·莫尼

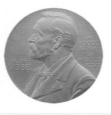

斯参加了在伦敦召开的精神病学会，会议上，来自耶鲁大学著名的神经生理学大师约翰·弗尔顿和他的同事卡莱尔·雅各布森报告了一项研究成果：

> 他们在实验中对两只黑猩猩做了一个手术，即切断两只黑猩猩的前额叶与其他脑区的神经连接，实验结果显示：两只顽劣的黑猩猩驯服了很多，其攻击性大幅度降低。

会后，安东尼奥·埃加斯·莫尼斯又查阅了大量的有关资料，比如埃及的木乃伊中有些头盖骨上有洞，原来是治疗癫痫病（精神科疾病的一种）留下的痕迹。

受此启发，安东尼奥·埃加斯·莫尼斯意识到，用此方法给重性精神病患者进行手术治疗，或许是一种新的治愈精神病的手段。

终于在 1935 年 11 月 12 日，安东尼奥·埃加斯·莫尼斯实现了他的想法，在里斯本（葡萄牙首都）的圣玛塔医院第一次通过神经外科手术治疗精神病患者：在安东尼奥·埃加斯·莫尼斯指导下，其他助理医生先在病人颅骨上钻开一个口子，然后通过这个口子，向前额叶注射乙醇以达到杀死该脑区域的神经纤维。

至于这个手术成功不成功，恐怕没有人知道，根据第二年他发布的报告称：他的前额叶切除术非常成功。此后，他又陆续对40例病人进行了相似的手术，效果据他宣称也非常好，因此他向外界公布："前脑叶白质切除术是一种简单、安全、可靠的手术，可广泛用于治疗精神错乱。"

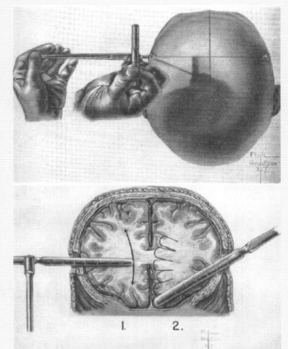

安东尼奥·埃加斯·莫尼斯前额叶切除术示意图。上图是在颅骨上钻孔，下图是把前额叶切除器探入脑部，摧毁神经纤维。

在手术过程中，安东尼奥·埃加斯·莫尼斯自己也发现，注射乙醇摧毁神经纤维有时会伤及无辜——其他不应该被摧毁的脑区也受到牵连。为了解决此问题，他发明了前额叶切除器，用来机械性地摧毁前额叶的神经纤维。这种切除器相当于我们现在使用的铁质筷子，头上还带有一个类似于锤子的东西，用来敲毁需要治疗的脑区域。

在当时的科学技术条件下，以及人们对于大脑的构造与神经科学的无知，面对重症精神病人，接受这样的外科手术

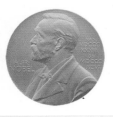

治疗，也成为别无选择的选择。加之，诺贝尔奖的颁发，无疑给安东尼奥·埃加斯·莫尼斯的前额叶切除术带来了更大的广告轰动效应，世界各地建起了很多专门做前额叶切除术的医院，一些医院为了吸引病人，也打起了广告。

而接受过这个手术的人却深受其害——美国著名的总统约翰·肯尼迪的姐姐罗斯·玛丽·肯尼迪因智力障碍接受了该手术，手术后智力反而变得更低；因主演《亚利桑那奇侠》而荣获奥斯卡奖的美国影星华纳·巴克斯特也接受了前额叶切

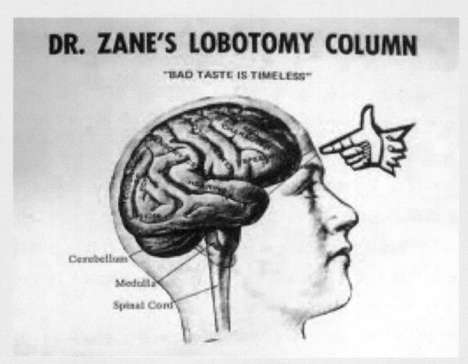

当时医院所散发的前额叶切除术的广告单

除术，结果手术感染导致肺炎而死。据统计，1939—1951 年间，美国有超过 18000 人接受了前额叶切除术。

然而事实证明，经过手术治疗的患者，大部分表现出类似痴呆、弱智的迹象，且有一定的死亡率。于是科学界开始否定这种手术的科学性，并指责诺贝尔奖的失真。

该诺贝尔奖颁发一年后，即 1950 年，苏联精神病理学家瓦西里·加雅诺夫斯基强烈建议废除该手术，于是苏联政府率先禁止前额叶切除术；1970 年以后，美国各州相继立法禁止该手术。

随着现代神经外科的全面兴起，人们对精神疾病有了更广泛的了解，前额叶切除术基本已被医学界抛弃。新兴的精神疾病治疗法出现，比如用深度脑刺激治疗帕金森，用神经干细胞疗法治疗干性黄斑病变等。

但是，安东尼奥·埃加斯·莫尼斯对治疗精神疾病的外科手术疗法的启示意义是存在的，对待像极端癫痫等重症精神疾病患者，进行手术疗法还是非常有效的，并且这种手术在现代医疗技术的支撑下，更加精准而科学，不再那么简单而粗暴了。

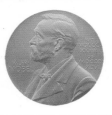
诺贝尔生理学或医学奖 1950 年		
获 得 者	菲利普·肖瓦特·亨奇　　爱德华·卡尔文·肯德尔　塔德乌什·赖希施泰因	
国 　 籍	美国　　　　　　　　　　美国　　　　　　　　　瑞士	
获奖原因	发现肾上腺皮质激素及其结构和生理效应	

发现可的松

　　1896 年 2 月 28 日，菲利普·肖瓦特·亨奇出生于美国匹兹堡。1916 年，毕业于拉斐特医学院并获得硕士学位；1920年，获得匹兹堡大学医学博士学位；1928 年起，任梅欧财团医院讲师、副教授、教授等职。第二次世界大战期间，他到军队中做军医。1946 年退伍后，又回到梅欧财团医院从事研究工作，着重研究风湿病。

　　正是在梅欧财团医院工作期间，菲利普·肖瓦特·亨奇研发了用于风湿病治疗的药物可的松（肾上腺皮质激素类药物），他也由此成为治疗风湿病的权威。

　　说起菲利普·肖瓦特·亨奇的发现可的松治疗风湿病的过程，也是历经曲折：他在观察患有风湿性

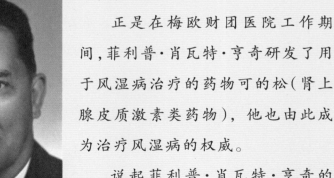

菲利普·肖瓦特·亨奇

关节炎的病人在患黄疸病期间或妊娠期时，发现患者的风湿性关节炎都有不同程度的减轻。他据此推测，黄疸病或妊娠期的病人体内释放出了某种特别的物质抑制了风湿病的发作，那么找到这种物质，不就可以用来治疗风湿病了吗？

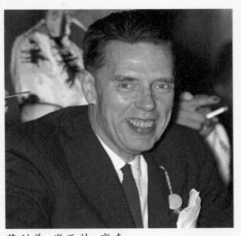

菲利普·肖瓦特·亨奇

于是，由大胆假设，到小心求证，菲利普·肖瓦特·亨奇开始了一系列的实验，比如给风湿病患者注射黄疸病人的胆汁，或输孕妇的血液等，结果并没有出现他所设想的效果，也就是既没有治愈风湿病，也没有发现他所要寻找的那种物质。

而事情的转机出现在1934年，当时，来自美国的化学家爱德华·卡尔文·肯

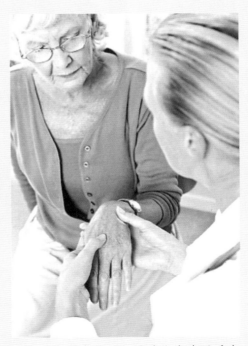

医生正在观察风湿性关节炎患者的手部关节变形的程度

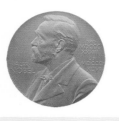

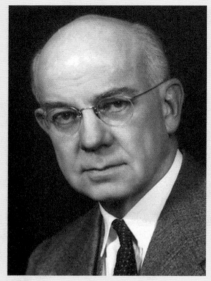

爱德华·卡尔文·肯德尔，1886 年 3 月 8 日出生于美国康涅狄格州的南诺沃克。1910 年毕业于哥伦比亚大学并获得化学博士学位。1941 年任明尼苏达大学附设的梅欧财团医院的生化部主任，后为部长，直到 1951 年退休。

德尔和来自瑞士的化学家塔德乌什·赖希施泰因从肾上腺皮质分离、纯化了一种新的化合物 E。

之后，爱德华·卡尔文·肯德尔把这一发现告诉了菲利普·肖瓦特·亨奇，并建议他使用这种新的化合物 E 进行临床实验（治疗风湿病）。但是，由于当时提纯工艺的技术条件限制，很难制备出大量且纯度较高的化合物 E，导致临床实验一再搁浅。

直到 1948 年，美国默克制药公司和梅欧财团医院合作，提高了提纯工艺，制备了纯度较高、可用于临床实验的化合物 E，并把提纯出来的化合物 E 交给了菲利普·肖瓦特·亨奇。同年 7 月 26 日，菲利普·肖瓦特·亨奇进行了首次临床实验，他把 100 克化合物 E 注射入一位风湿病患者体内，取得了成功。

此后，默克制药公司和梅欧财团医院开始大量生产主要用于风湿病治疗的化合物 E 药物，并逐步推向市场。

这种化合物 E 药物，后来被命名为"可的松"。

如今，可的松及其衍生物在医疗领域得到了极其广泛的应用，比如对药物过敏、慢性哮喘、系统性红斑狼疮、结节性多动脉炎、虹膜炎等疾病都有显著疗效。

菲利普·肖瓦特·亨奇、爱德华·卡尔文·肯德尔和塔德乌什·赖希施泰因三人，也因发现肾上腺皮质激素及其结构和生理效应而共同获得了 1950 年的诺贝尔生理学或医学奖。

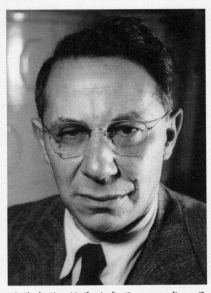

塔德乌什·赖希施泰因，1897 年 7 月 20 日出生。他参与了分离、提纯、鉴定肾上腺皮质激素的相关科研工作，而获得 1950 年的诺贝尔生理学或医学奖。除此之外，塔德乌什·赖希施泰因还曾主要参与合成维生素 C 等。在塔德乌什·赖希施泰因生命的最后几年里，他开始研究植物化学，并发表相关论文 80 余篇。1996 年 4 月 1 日逝世于瑞士巴塞尔。

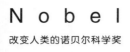
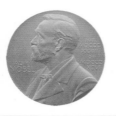

诺贝尔生理学或医学奖 1951 年	
获 得 者	马克斯·泰累尔
国 籍	南非
获奖原因	在黄热病及其治疗方法上的发现

黄热病的终结

如今，提起黄热病，大部分人会感到相当陌生，因为黄热病现今在大多数国家或地区已经少见或绝迹，在非洲和南美地区还可以见到该病。但是，提起黄热病作为主流传染性疾病的"疯狂历史"，你不得不相信它的确是一种恐怖、可怕的传染病。

1648 年，人类记载的第一次黄热病流行发生在墨西哥的尤卡坦半岛，其实，早在此前，加勒比海地区已有该病流行。

1741 年，英国攻打哥伦比亚时，27000 名士兵中有 20000 人感染黄热病。

1762 年，英国殖民军侵略古巴时，15000 名士兵中，有 8000 人死于黄热病。

1793 年，美国费城黄热病大流行，全

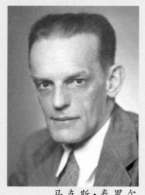

马克斯·泰累尔

市 1/5 人口死于黄热病,其后疫情扩散,致使美国 50 余万人感染此病。

1800 年,西班牙爆发黄热病,死亡至少 6 万人。

1851 年,巴西里约热内卢因黄热病流行,造成至少 23000 人死亡……

由这组数据可以看出,黄热病的死亡之高已经达到了相当惊人的程度。起初,人们只知道黄热病的传播媒介是蚊子,但是对它的致病机理、预防和治疗却束手无策。

这时,马克斯·泰累尔登上了击溃黄热病的历史舞台。

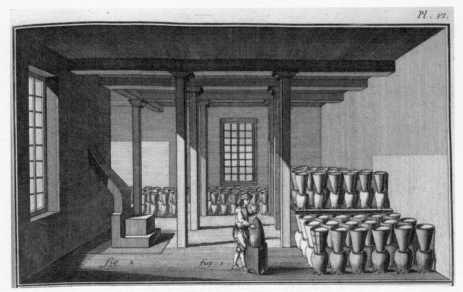

狄德罗主编的《百科全书》中记载,1762 年,甘蔗种植园、制糖的糖锅和罐子都是埃及伊蚊幼虫孳生地,埃及伊蚊是黄热病的载体。

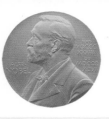

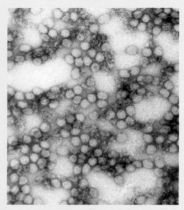

黄热病病毒解剖图

1899 年 1 月 30 日，马克斯·泰累尔出生于南非比勒陀利亚（今茨瓦内）。他先后在南非开普敦大学、伦敦圣托马斯医院附属医学院、伦敦热带医学院学习，并获得热带医学及卫生学博士学位。英国皇家外科医师学会因马克斯·泰累尔关于研究热带病的出色表现，推荐其到美国哈佛大学热带医学系工作，这为他日后的科学研究提供了更好、更高的平台。

1925 年，马克斯·泰累尔跟随由美国科学家组成的科考团深入西非地区调查黄热病疫情。

从西非调查黄热病归来之后，他发现不能仅仅依赖于消灭传播媒介蚊子来预防黄热病的肆虐，而应该想出一个长久、切实有效的方法对付黄热病。

1930 年，马克斯·泰累尔应邀到洛克菲勒基金会国际卫生部病

一名军官的黄热病疫苗接种证

毒实验室工作，期间，经过在小白鼠身上的反复实验，他终于发现了黄热病疫苗。又经过与其同事哈根、洛伊德、莱西·史密斯等人合作，并对黄热病病毒做了更进一步的研究之后，于1937年人工培植出黄热病疫苗，并将其命名为17—D疫苗。

黄热病疫苗的问世，终于击败了作为重要传染病的黄热病。无可厚非，马克斯·泰累尔获得了1951年的诺贝尔生理学或医学奖。

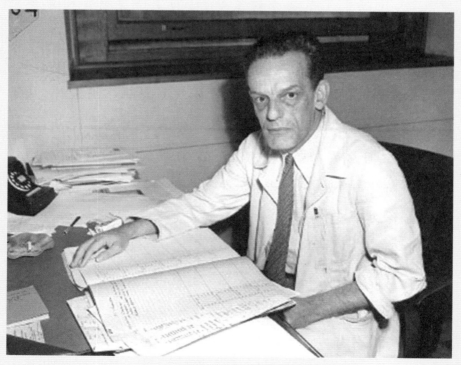

工作中的马克斯·泰累尔

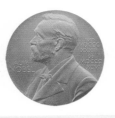

诺贝尔生理学或医学奖 1952 年	
获 得 者	塞尔曼·亚伯拉罕·瓦克斯曼
国 籍	美国
获奖原因	发现链霉素，第一个有效对抗结核病的抗生素

生命之歌

　　1952 年的诺贝尔生理学或医学奖同样是一项重大的科学发现，他拯救了很多人的生命，谱写了一首科学研究史上的生命之歌。这项研究成果与肺结核相关。

　　在 20 世纪 40 年代之前，患上肺结核等于患上不治之症。17 至 20 世纪，肺结核曾广泛流行在欧美大陆。据统计，从滑铁卢战役（1815 年 6 月 18 日爆发）到第一次世界大战（1914 年 7 月 28 日爆发）这一时期，20 至 60 岁的成年人中，肺结核死亡率高达 97％。一些大名鼎鼎的文学家、艺术家，包括波兰著名作曲家肖邦、俄国作家契诃夫、德国剧作家席勒、美国诗人梭罗、英国诗人雪莱、英国诗人济慈，以及享誉英国文坛的著作《简·爱》的夏洛蒂、著作《呼啸山庄》的艾米丽、著作《艾格尼斯·格雷》的安妮三姐妹等，皆死于肺结核。

　　由此可以看出，得了肺结核即等同于死亡。面对如此严重的传染性疾病，科学家很早就开始研究它，并试图揭开它的真面目。早在 1882 年 3 月 24 日的柏林生理学大会上，另一位曾获得 1905 年诺贝尔生理学或医学奖的罗伯特·科赫郑重宣布，他找到了结核病的病原体——结核分枝杆菌。虽然找到了病原体，但是治愈肺结核的道路并不平坦。直到 1943 年，才真正找到对抗它的药物——链霉素。

链霉素的发现是一项重大发现，它能高效地杀死结核菌，是人类对抗结核病最有效的武器。这项发现也充满了艰辛，这要从美国微生物学家塞尔曼·亚伯拉罕·瓦克斯曼说起。

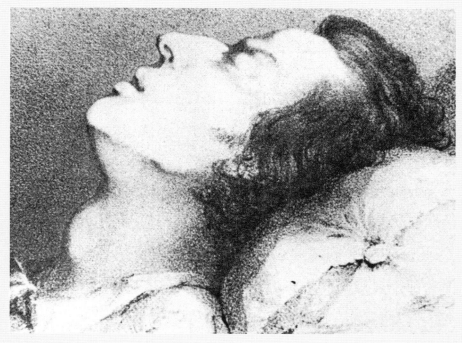

肺结核病人奄奄一息

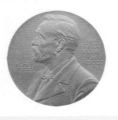

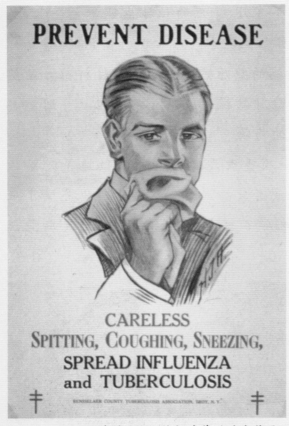

20世纪20年代，防止结核病蔓延的宣传画。

1888 年 7 月 22 日，塞尔曼·亚伯拉罕·瓦克斯曼出生于乌克兰普里卢卡的一个犹太人家庭，1910 年秋，全家移居美国，1911 年进入鲁特吉斯大学，于 1915 年毕业并获得学士学位。

塞尔曼·亚伯拉罕·瓦克斯曼毕生致力于土壤细菌学的研究，以他名字命名的瓦克斯曼实验室主要是从各种细菌中筛选、分离杀菌成分。这份工作非常琐碎、复杂，1939 年，他们鉴定的细菌种类超过 500 种；1940 年，这个数量达到 2000 种；1941 年，鉴定细菌总数达 5000 种；1942 年，鉴定细菌总数达 8000 种；到发现链霉素之前，他和他的团队从土壤的成分中排除了超过 10000 种可能具备抗菌效用的土壤微生物。

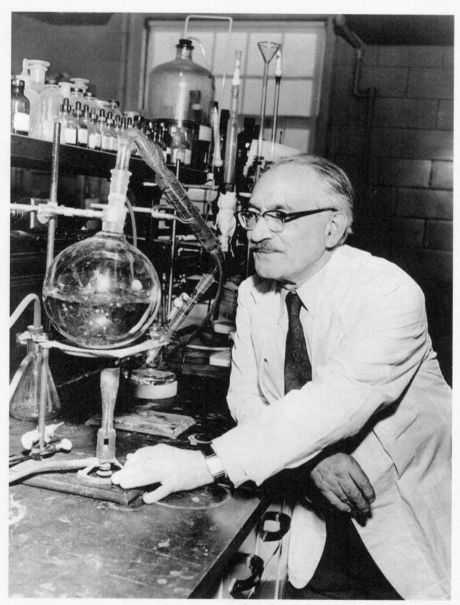

塞尔曼·亚伯拉罕·瓦克斯曼在实验室

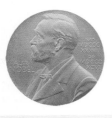

　　1943 年 10 月 19 日，瓦克斯曼实验室传出胜利的消息，塞尔曼·亚伯拉罕·瓦克斯曼的学生艾伯特·沙茨成功分离出链霉素。链霉素随之被投放于市场，用于治疗肺结核病人。链霉素是当时对抗肺结核最有效的药物，大大降低了肺结核的死亡率。

　　这中间有一个小插曲需要一提，1952 年的诺贝尔生理学

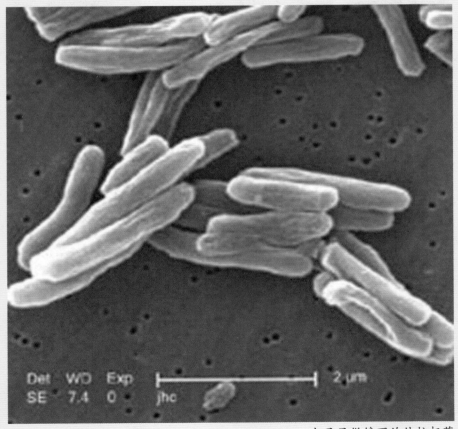

电子显微镜下的结核杆菌

或医学奖颁发的时候，只颁给了塞尔曼·亚伯拉罕·瓦克斯曼，而没有艾伯特·沙茨的名字，因而师生二人还为此闹翻。

但这些已经无关紧要，我们不能否认塞尔曼·亚伯拉罕·瓦克斯曼在发现链霉素中起到的主导作用，从他一系列的发现中我们可以看出，他所作的贡献足以匹配诺贝尔奖：1915 年，他发现灰白链霉菌；1940 年，他发现放线菌素；1943 年，

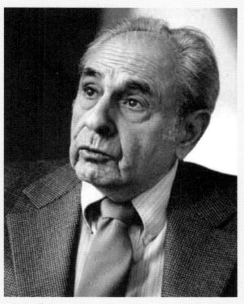

艾伯特·沙茨，1920 年 2 月 2 日出生于美国康涅狄格州诺威奇，微生物学家。他先后在罗格斯大学、智利大学、华盛顿大学、坦普尔大学从事研究与教学工作。

发现链丝霉素……他一生发现了数十种抗生素，他首先将 anti 和 biotic 两词组合在一起，创造了"antibiotic"一词，antibiotic 就是抗生素。他因此也被誉为"抗生素之父"。塞尔曼·亚伯拉罕·瓦克斯曼的实验方法也成为通行的法则，为之后的抗生素发现奠定了坚实的理论基础。

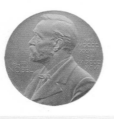
诺贝尔生理学或医学奖 1953 年	
获 得 者	汉斯·阿道夫·克雷布斯	弗里茨·阿尔贝特·李普曼
国 籍	英国	美国
获奖原因	发现克雷布斯循环	发现辅酶 A 及其对中间代谢的重要性

食物转化成能量的秘密

　　蛋白质、脂类、碳水化合物被称为人体内的三大基本营养物质，人体的生理活动大多需要它们提供的能量支撑，当人体在不停地进行活动的时候，这三大营养物质会被消耗。那么这些营养物质又是如何在体内消耗、产生能量、循环的呢？科学界也一直在寻找答案，最终，英国生物化学家汉斯·阿道夫·克雷布斯发现了这一秘密。

　　1900 年 8 月 25 日，汉斯·阿道夫·克雷布斯出生于德国下萨克森州南部城市希尔德斯海姆。1918—1923 年，汉斯·阿道夫·克雷布斯在哥廷根和弗赖堡学习医学。1925 年，在汉堡大学获医学博士学位，之后，又赴柏林大学学习化学。

　　而当汉斯·阿道夫·克雷布斯参加工作之际，本来打算像他父亲一样——他的父亲是一名耳鼻喉科的医生——从事医生这个职业，然而极其热爱科学研究的汉斯·阿道夫·克雷布斯遵从了自己的内心，成为了一名科研人才，1926—1930

年期间,他到德国生理学家奥托·海因里希·瓦尔堡(1931年诺贝尔生理学或医学奖获得者)领导的柏林威廉皇家生物学研究所工作。师从名师,为他的科学研究带来了更好的学术研究氛围和平台。

1930年,汉斯·阿道夫·克雷布斯离开威廉皇家生物学研究所,开始了自己的独立研究之路。

1937年,汉斯·阿道夫·克雷布斯终于迎来了自己学术事业的高峰,正是在这一年,以他名字命名的生物代谢研究成果"克雷布斯循环"出现在世人面前。克雷布斯循环又称三羧酸循环、柠檬酸循环。克雷布斯循环被公认为生物代谢研究的里程碑,它阐述了生命体如何将食物转化为能量的问题,即蛋白质、脂类和碳水化合物通过一系列的化学反应转化为用于维持生命的高能化合物的过程。

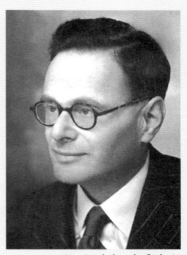

汉斯·阿道夫·克雷布斯

而克雷布斯循环在能量转换中,有一种起辅佐催化作用的物质却还没有弄明白到底是什么,这个辅助物质就是辅酶A(一种催化剂)。

辅酶A的发现者出生于一个犹太人家庭,他就是德国科

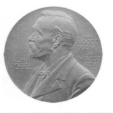

克雷布斯循环

根据克雷布斯循环理论，我们所摄取的淀粉和糖分都会转化成血糖，脂肪则转化成脂肪酸，而肉类和豆类的蛋白质将转化成 20 多种氨基酸。这些营养素都必须在进入克雷布斯循环前先跟乙酸（也叫醋酸）结合。在克雷布斯循环里，这些营养素将会被转化成能量（三磷腺苷，它被誉为细胞内能量的分子通货，负责储存和传递化学能）以供身体使用。在转化的过程中，食物将持续被转化成柠檬酸，接着被转化成顺式乌头酸、异柠檬酸、a-酮戊二酸、琥珀酸、富马酸、苹果酸和草醋酸。当酸质被转化成柠檬酸时，此过程将会持续重复。

当身体感到劳累或饮食不当时，克雷布斯循环将无法正常运行。当营养素不能完全发挥作用时，这些残余物将会在遇上氢离子时被分解成乳酸，然后转化成丙酮酸。当乳酸不断累积时，人们就会感觉肌肉疼痛、神经疼痛和出现昏睡现象；而在血液里所累积的乳酸将会形成酸性体质，这也是引起慢性疾病的祸首。

比如，当一个人经常摄取高热量、脂肪及蛋白质，却缺乏运动和在工作上承受高压力，其一般拥有缓慢的克雷布斯循环和血管里累积大量的乳酸。这个人也非常容易患上肥胖症、肌肉疼痛、高血压、糖尿病和其他慢性疾病。

这正是克雷布斯循环理论的价值所在。

学家弗里茨·阿尔贝特·李普曼。

1953 年，汉斯·阿道夫·克雷布斯和弗里茨·阿尔贝特·李普曼共同获得了诺贝尔生理学或医学奖。

　　值得一提的是，两位获奖者都出生在德国，都是犹太人，而他们获奖时，汉斯·阿道夫·克雷布斯以英国人的身份获奖，弗里茨·阿尔贝特·李普曼则以美国人的身份获奖。而出现这样一幕的原因也是一样的，即受到纳粹政府的迫害，因而分别逃亡到英国和美国。

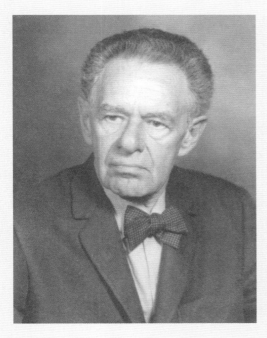

弗里茨·阿尔贝特·李普曼，1899年6月12日出生于德国。他曾在格尼斯堡、柏林、慕尼黑等地的大学攻读医学，1923年成为荷兰阿姆斯特丹大学的特别研究员。1924年毕业于柏林大学。1926年追随奥托·迈尔霍夫于柏林及海德堡进行研究工作。1932年到哥本哈根的生物化学研究所任讲师。1939年移居美国，先后在康奈尔大学、马萨诸塞综合医学外科教研室担任讲师、研究员。1949—1957年期间，他担任哈佛医学院生物化学教授。1958年之后，他在纽约洛克菲勒大学任教并研究。1966年获得美国国家科学奖章。

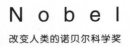

Nobel
改变人类的诺贝尔科学奖

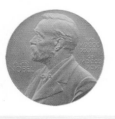

诺贝尔生理学或医学奖 1954 年		
获 得 者	约翰·富兰克林·恩德斯	弗雷德里克·罗宾斯	托马斯·哈克尔·韦勒
国 籍	美国	美国	美国
获奖原因	发现脊髓灰质炎病毒在各种组织培养基中的生长能力		

病毒培养的艰辛历程

在医学上，为了抑制、扼杀某种病毒，必须先了解该种病毒的特性，而病毒自身有很独特的特性：

首先，病毒没有细胞结构，由于没有实现新陈代谢所必需的基本系统，所以病毒自身不能复制。它需要借助宿主细胞（病毒侵入的细胞就叫宿主细胞）才能复制新的病毒，换句话说，离开活体细胞，病毒也将会失去复制新病毒的机会，人们就难以继续进一步的观察。

其次，病毒个体微小，它们的直径大小为 18～450 纳米。一般光学显微镜很难观察到它们，只有借助电子显微镜才能观察到。

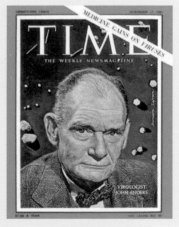

《时代周刊》封面上的约翰·富兰克林·恩德斯

再者，想给病毒找个宿主细胞也不那么容易，这需要体外细胞培养的技术。20 世纪初，受到科学技术手段的限制，体外细胞存活的时间长短，也会给观察病毒带来最为直接的影响。

　　而解决上述问题的科学大师终于出现了，他就是美国医学家、波士顿儿童医学中心传染病研究实验室主任约翰·富兰克林·恩德斯。

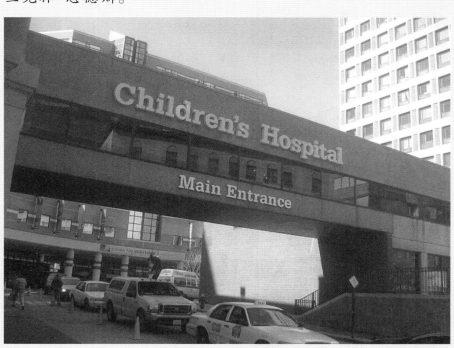

波士顿儿童医学中心始建于 1869 年，一家非盈利医疗机构。约翰·富兰克林·恩德斯在此医学中心建立传染病研究实验室，并和他的研究小组首次成功培养出脊髓灰质炎病毒。

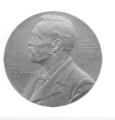

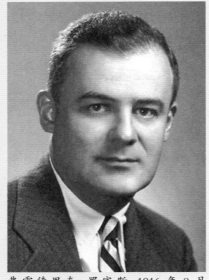

弗雷德里克·罗宾斯，1916 年 8 月
25 日出生于美国，病毒学家。

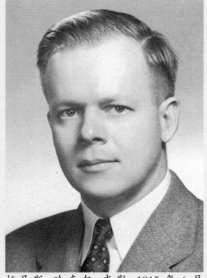

托马斯·哈克尔·韦勒，1915 年 6 月
15 日出生于美国，病毒学家。

1897 年 2 月 10 日，约翰·富兰克林·恩德斯出生于美国康涅狄格州西哈特福德。1930—1946 年，他在哈佛大学任教，1942 年成为副教授。1946 年，他在波士顿儿童医学中心建立传染病研究实验室，也正是在该研究室，他和同事弗雷德里克·罗宾斯、托马斯·哈克尔·韦勒经过共同努力，终于完美实现了组织细胞培养法，并以发现脊髓灰质炎病毒在各种组织培养基中的生长能力而共同获得了 1954 年的诺贝尔生理学或医学奖。

组织细胞培养法的实现，为人们研究病毒提供了便捷的途径，根据病毒的特性，进而可以研制出各种病毒的疫苗，继之就可以解决和消灭掉那些病毒性疾病了。

1954 年，美国著名实验医学家、病毒学家乔纳斯·爱德华·索尔克借助约翰·富兰克林·恩德斯等人的开创性工作，成功研制出脊髓灰质炎疫苗；1961 年，约翰·富兰克林·恩德斯团队成功研制出麻疹疫苗。

脊髓灰质炎是一种病毒性传播疾病，致残、致死率都非常高。在脊髓灰质炎疫苗发明以前，脊髓灰质炎是对美国公共健康威胁最大的传

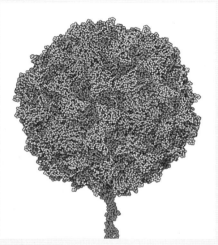

脊髓灰质炎病毒结合分子模型

脊髓灰质炎病毒

脊髓灰质炎病毒就是引起脊髓灰质炎的病毒。该疾病传播广泛，是一种急性传染病。该病毒常侵犯中枢神经系统，损害脊髓前角运动神经细胞，导致肢体松弛性麻痹，由于多发于儿童，故又名小儿麻痹症。

经口摄入为脊髓灰质炎病毒的主要传播途径。直接或间接污染病毒的双手、用品、玩具、衣服及苍蝇等皆可成为传播媒介，饮水污染经常会引起该病的爆发流行。

目前对这种疾病还没有切实有效的治疗方法，但是可通过使用疫苗进行预防。

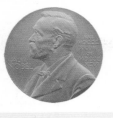

染性疾病之一。1952年，该病大流行，报道的病例有58000人，其中3145人死亡，21269人残疾；大多数死亡、残疾者是5岁以下的儿童。脊髓灰质炎主要造成感染者脊髓和呼吸受损，每200例感染病例中会有1例导致不可逆转的双腿瘫痪。而在瘫痪病例中，5%~10%的患者会因呼吸肌麻痹死亡。

由此可见，1954年的诺贝尔生理学或医学奖颁发给约翰·富兰克林·恩德斯、弗雷德里克·罗宾斯、托马斯·哈克尔·韦勒也是实至名归，他们在医学上的贡献，拯救了许多人的健康与生命。

诺贝尔生理学或医学奖 1955 年	
获 得 者	阿克塞尔·胡戈·特奥多尔·特奥雷尔
国 籍	瑞典
获奖原因	发现氧化酶的性质和作用方式

一生一个事业

　　一个人的童年的经历会影响其一生，这是我们常常习惯的说法。瑞典科学家阿克塞尔·胡戈·特奥多尔·特奥雷尔就是如此。

　　1903 年 7 月 6 日，阿克塞尔·胡戈·特奥多尔·特奥雷尔出生于瑞典林开宾的一个医生家庭，他的父亲是一名外科医生，这使他自幼便接触到了一些手术器材，并对这些器材表现出非同常人的喜好，促使他今后的方向也是与此有关的科学研究工作。

　　1921 年，阿克塞尔·胡戈·特奥多尔·特奥雷尔进入卡罗琳斯克医科大学学习；1924 年毕业后，到法国巴黎的巴斯德细菌研究所进修细菌学，1930 年获得医学博士学位；1932 年到乌普萨拉大学任医学生化学助理教授；1935 年以后

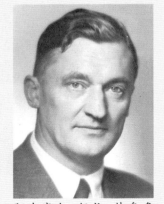

阿克塞尔·胡戈·特奥多尔·特奥雷尔

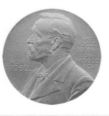
在卡罗琳斯克研究所和诺贝尔医学研究所工作。这些经历都极大地拓宽了他的视野，为他的科学研究奠定了坚实的基础。

阿克塞尔·胡戈·特奥多尔·特奥雷尔一直专注于酶的研究，他和他的同事对各种酶进行了深入研究，如乙醇脱氢酶、细胞色素丙、过氧氢酶、过氧化物酶，等等，并阐明了这些酶的结构及作用。

他的研究工作对于人类而言，有很重要的意义，科学家

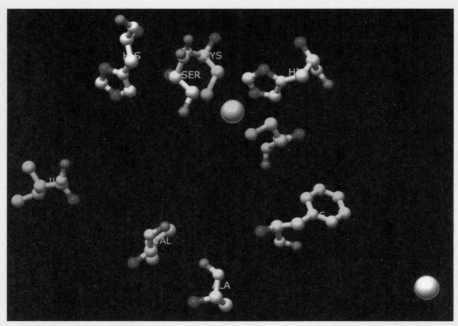

乙醇脱氢酶活性部位图。乙醇脱氢酶大量存在于人和动物肝脏、植物及微生物细胞之中，作为生物体内主要短链醇代谢的关键酶，它在很多生理过程中起着重要作用。

们可以根据这些酶的结构及作用进而判断人体的新陈代谢等科学问题。

正是因发现氧化酶的性质和作用方式，阿克塞尔·胡戈·特奥多尔·特奥雷尔获得了 1955 年的诺贝尔生理学或医学奖。

酶的作用

酶是具有生物催化功能的生物大分子，即生物催化剂，它能够加快生化反应的速度，但是不改变反应的方向和产物。

人体内存在大量的酶，结构复杂，种类繁多，到目前为止，已发现 3000 种以上。在胃里有胃蛋白酶，在肠里有胰脏分泌的胰蛋白酶、胰凝乳蛋白酶、脂肪酶和淀粉酶等。如米饭在口腔内咀嚼时，咀嚼时间越长，甜味越明显，这是由于米饭中的淀粉在口腔分泌出的唾液淀粉酶的作用下，水解成麦芽糖的缘故。

人体所需的 20 多种氨基酸，按照一定的顺序重新结合成人体所需的各种蛋白质，这其中发生了许多有酶参与的复杂的化学反应。酶存在于所有活的动植物体内，是维持机体正常功能、消化食物、修复组织等生命活动的一种必需物质。它几乎参与所有的生命活动：思考问题、运动、睡眠、呼吸、愤怒、哭泣或者分泌荷尔蒙等都是以酶为主的物质的活动结果。

因此，酶对生命的重要性不言而喻，甚至很多人将它称为"活着的物质""掌握所有生命活动的物质"。可以这样说，没有酶就没有生物的新陈代谢，也就没有自然界中形形色色、丰富多彩的生物界。

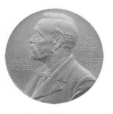

诺贝尔生理学或医学奖 1956 年		
获 得 者	沃纳·福斯曼	迪金森·理查兹	安德烈·考南德
国 籍	德国	美国	美国
获奖原因	心脏导管术及其在循环系统病理变化方面的发现		

大胆的设想

心脏导管术今天已经被广泛应用于检测血压、血液含氧量以及心肌炎症、继发性心肌病、心脏移植等重大病症诊断与辅助诊断领域，它的作用不言而喻。

那么，你知道心脏导管术的发明者吗？他就是德国医生沃纳·福斯曼。

沃纳·福斯曼发明心脏导管术的时候，仅仅 25 岁，堪称天才科学家。

1904 年 8 月 29 日，沃纳·福斯曼出生于德国柏林。他在柏林弗里德里希—威廉大学（洪堡大学的前身）读医学专业，毕业后，在爱伯斯瓦尔德的维多利亚医院做辅助外科医生。

1929 年，做辅助外科医生的沃纳·福斯曼开始思考一个问题——传

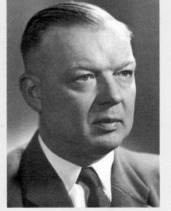

沃纳·福斯曼

统的心脏检查方法，比如叩听诊法、X射线透视法、心电描记法等，对心脏外科手术来说，都显得过于缓慢，不能及时检查出心脏的真实情况和血流状态，以及给病人使用药物，那

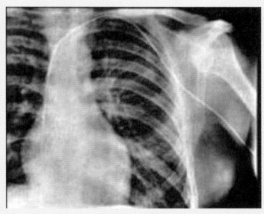

沃纳·福斯曼的心脏导管术X光照片

么是不是可以发明一种更加快捷、准确无误的方法呢？

他有一个大胆的设想：用一个可弯曲的细软管从肘部通向心脏，并向医院汇报了他的想法，想在病人身上做实验，但

心脏导管术可以检查哪些方面

心脏导管术，分左心导管检查和右心导管检查，导管从周围静脉插入，送至上、下腔静脉，左（右）心房，左（右）心室及肺动脉等处，在插管过程中，可以观察导管的走行路径，以检测各心腔及大血管间是否有畸形通道，分别记录各部位的压力曲线，采取各部位的血标本，测其血氧含量，计算心排血量及血流动力学指标等。

通过心脏导管术可以诊断心肌炎症、心内膜纤维化，辅助诊断某些原发性心肌病，放射治疗、阿霉素（抗癌药）治疗所致的心肌病变，确定某些继发性心肌病的诊断，诊断鉴别限制型心肌病和缩窄性心包炎等。

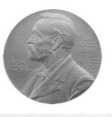

医院否定了他的设想。

　　并不甘心的沃纳·福斯曼便私下以自己的身体亲身实验，他将一根橡胶管从他的臂静脉一直通到他的右心房。同时，他用 X 光照片来记录他的实验过程。他在做实验的时候，并未感觉到什么不适，一切体征都表现正常。

　　经过反复亲身实验了很多，最终沃纳·福斯曼把他的实验结果撰写成论文《右心导管检查术》，并阐述了心脏导管术的可行性及其在诊断治疗上的作用。但是这篇论文在科学界并未激起什么浪花，反而石沉大海。

　　10 余年后的 1940 年，同时任职于美国哥伦比亚大学的美国生理学家迪金森·理查兹和法裔美国生理学家安德烈·考南德关注到了沃纳·福斯曼的《右心导管检查术》这一论文，他们对心脏导管术的可

迪金森·理查兹，1895 年 10 月 30 日出生于美国新泽西州奥兰治。1923 年，获得哥伦比亚大学医学博士学位；曾先后在纽约长老会医院、伦敦国家医学研究所、贝尔维尤医院工作。

行性非常有信心，在他们二人的共同努力下，经过改进的心脏导管术被应用于血流动力学及循环呼吸生理学方面的研究，并将其实验成果公布，这才引起了科学界的关注。

至 1945 年，迪金森·理查兹和安德烈·考南德先后累积了 1200 次心脏导管术方面的经验，这为心脏手术开辟了新的道路，为研究循环系统病理变化开辟了新的天地。此后，心脏导管术在临床应用上更加广泛，亦日趋成熟，直到今天仍然发挥着作用。

1956 年，诺贝尔评奖委员会看到心脏导管术的极大潜质和应用价值，果断将该年的诺贝尔生理学或医学奖颁发给心脏导管术的发明者沃纳·福斯曼以及它的改进者迪金森·理查兹和安德烈·考南德。

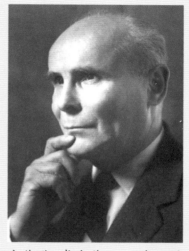

安德烈·考南德，1895 年 9 月 24 日出生于法国巴黎。1934 年，任哥伦比亚大学内科学讲师；1951 年，升为教授。他在人体呼吸生理学研究方面取得了重要成果，特别是在慢性肺疾病方面。

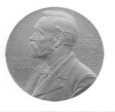
诺贝尔生理学或医学奖 1957 年	
获 得 者	达尼埃尔·博韦
国　　籍	意大利
获奖原因	在肌肉松弛方面的进展和首次合成抗组胺药物的成就

抗组胺药物的发明者

　　1907 年 3 月 23 日，意大利药理学家达尼埃尔·博韦出生于瑞士纳沙泰尔州。1927 年，达尼埃尔·博韦毕业于日内瓦大学；1929 年，凭借一篇《动物比较解剖学》的论文取得了自然科学博士学位；同年，进入由保罗·埃尔利希创建的巴黎巴斯德研究所，导师是埃米尔·鲁。接下来的近 20 年，达尼埃尔·博韦都在巴斯德研究所工作。

　　在巴斯德研究所期间，达尼埃尔·博韦发现了许多化疗、抗菌、抗原生动物药物的作用机理。其中，他最显著的成果就是首次合成抗组胺药物。

　　话题还要从过敏反应说起。1903 年，德国医生威廉·邓巴证明花粉过敏反应不是由花粉本身引起的，而是因为机体受花粉刺激而释放出的一种物质引起的。1910 年，英国生理学家和药理学家亨利·哈利特·戴尔发现引起人体过敏反应的物质——组胺（一种胺类神经递质，由特定的神经所合成）。

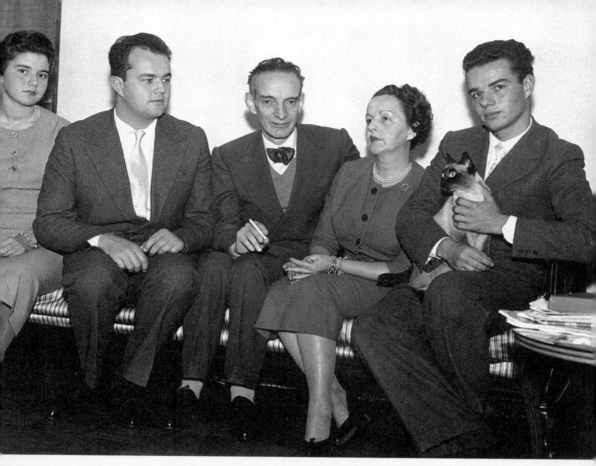

达尼埃尔·博韦（居中者）与家人

组胺可以引发多种过敏性疾病，比如过敏性皮炎、过敏性鼻炎等。而如何找到一种药物治疗过敏性疾病，成为科学界继续探索的动力。

20世纪30年代，达尼埃尔·博韦在一次实验中，发现了一种有抗过敏特性的化合物——苯并二恶烷。此后，达尼埃尔·博韦用这种化合物在豚鼠身上进行实验，证实了它的抗组胺作用，并合成了第一个抗组胺药物——哌扑罗生，又名本诺代因。哌扑罗生的合成意义在于：后来的第一代抗组胺药物如苯海拉明、扑尔敏、异丙嗪等，第二代抗组胺药物如西

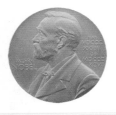
替利嗪、氯雷他啶、咪唑斯汀、阿司咪唑等，第三代抗组胺药物如非索非那丁、去甲基阿司咪唑、脱羧基氯雷他啶等，都可以看做是它的衍生物。

此后，抗组胺药物被广泛应用于临床，比如除主要用于治疗多种过敏性疾病外，也用于防止药物反应和输血反应，辅助治疗某些精神科疾病以及治疗胃和十二指肠溃疡等。

1957 年，达尼埃尔·博韦因在肌肉松弛方面的进展和首次合成抗组胺药物的贡献，获得了当年的诺贝尔生理学或医学奖。

组胺是什么

组胺是广泛存在于动植物体内的一种生物胺，它可以影响许多细胞的反应，包括过敏、炎性反应、胃酸分泌等，也可以影响脑部神经传导，会造成嗜睡等症状。

如果饮食不当，食用含有组胺过量的食物，则会出现中毒症状，表现为眼结膜充血、瞳孔散大、视物模糊、脸发胀、唇水肿、口和舌及四肢发麻、恶心、呕吐、腹泻、荨麻疹、全身潮红、血压下降。

科学研究表明，海产鱼中的青皮红肉鱼类含组胺较高，当鱼不新鲜或腐败时，鱼体内游离的组胺酸经脱羧酶作用产生组胺。组胺中毒潜伏期一般为 0.5 至 1 小时，最短为 5 秒，最长也不过 4 小时。

诺贝尔生理学或医学奖 1958 年		
获 得 者	乔舒亚·莱德伯格	乔治·韦尔斯·比德尔　爱德华·劳里·塔特姆
国 　 籍	美国	美国　　　　　　　美国
获奖原因	发现细菌遗传物质的基因重组和组织	发现基因能调节生物体内的化学反应

细菌遗传学之父

　　1900 至 2000 年的 100 年时间内,遗传学经历了经典遗传学、生化遗传学、微生物遗传学、分子遗传学(分支细菌遗传学)和今天的基因遗传学等多个发展阶段。

　　而这里不得不提到美国科学家乔舒亚·莱德伯格,他因在细菌遗传学领域的开创性和基础性研究而被誉为"细菌遗传学之父",21 岁时他就发现了细菌的有性生殖(结合现象),从而使细菌和高等生物一样成为遗传学的研究模式之一。

　　1925 年 5 月 23 日,乔舒亚·莱德伯格出生于美国新泽西州的蒙特克莱,父母是犹太移民。1944 年,他获得哥伦比亚学院文学学士学位,同时取得动物学(医学预科课程)优等成绩;1944—1946 年,在哥伦比亚大学医学

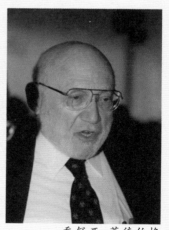

乔舒亚·莱德伯格

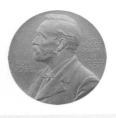
院学习内科学和外科学；1946—1947 年，成为微生物学家塔特姆的研究生；1948 年，获博士学位。

在遗传学领域，乔舒亚·莱德伯格硕果累累：1946 年，乔舒亚·莱德伯格和同事应用大肠杆菌首先阐明了细菌、细胞结合引起有性生殖，从而证明了遗传因子的重组合现象；1953 年，他又证明通过噬菌体遗传因子的一部分能引入传递遗传因子中。后来他又证明结构基因和起调节作用的基因之间的关系。乔舒亚·莱德伯格凭借这几项科学成就奠定了 20 世纪下半叶遗传学的基础，还为细菌遗传学研究建立了许多重要的实验操作方法，极大地推动了该领域的快速发展。

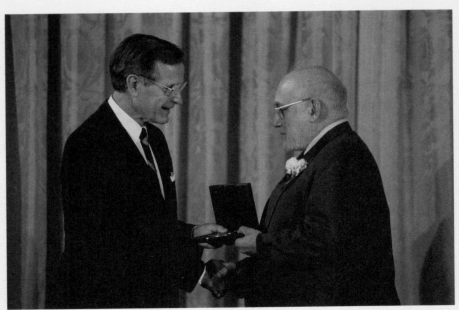

1989 年，乔舒亚·莱德伯格（右）从老布什手中接过国家科学奖章。

另外，作为科学家的乔舒亚·莱德伯格也积极投身于社会公共事务，作为美国政府的科学顾问，尽一个科学家服务社会的本分——从1950年开始，他就是总统科学顾问委员会小组成员；在1979年，他成为美国国防科学委员会和总统的癌症专家小组主席成员；1994年，他率领的小组到美国在海湾战争中的部队中去，调查海湾战争综合征对健康的影响。

1958年，乔舒亚·莱德伯格因发现细菌遗传物质的基因重组和组织获得了诺贝尔生理学或医学奖，同时分享该奖项的还有因发现基因能调节生物体内的化学反应（该发现开创了遗传学的生化研究）的美国遗传学家乔治·韦尔斯·比德尔和美国生物化学家爱德华·劳里·塔特姆。

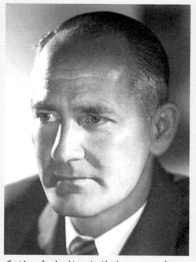

乔治·韦尔斯·比德尔，1903年10月22日出生于美国内布拉斯加州。

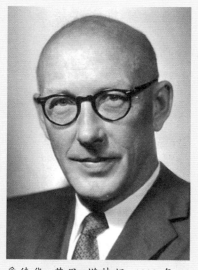

爱德华·劳里·塔特姆，1909年12月14日出生于美国科罗拉多州。

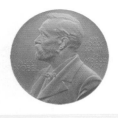

诺贝尔生理学或医学奖 1959 年	
获 得 者	阿瑟·科恩伯格	塞韦罗·奥乔亚
国 籍	美国	美国
获奖原因	发现核糖核酸和脱氧核糖核酸的生物合成机制	发现 RNA 聚合酶

酶之情人

　　1918 年 3 月 3 日，阿瑟·科恩伯格出生于美国纽约。他自幼便智力超群，由于学习成绩优异，在初等和中等教育阶段就曾连续跳级。1937 年，他在纽约城市学院获理学学士学位；1941 年，在罗切斯特大学获医学博士学位；1942 年，进入美国国立卫生研究院从事研究工作。1947 年，他组建了酶学研究室并任主任。

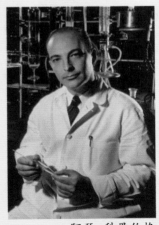

阿瑟·科恩伯格

　　从 1950 年开始，阿瑟·科恩伯格的研究重点就一直放在找寻合成 DNA 和 RNA 的酵素上。最终，他从常见于消化道的大肠杆菌中，分离出这个名为 DNA 聚合酶的酵素（DNA 聚合酶可忠实地复制任何来自微生物、植物或动物的 DNA），此后，他借助 DNA 聚合酶在试管中合成 DNA，该实验被誉为在试管中创造生命。1956年，他发表了著名论文《脱氧核糖核酸的酶促合成》。他的研究成果——DNA聚合酶成为重组DNA技术的关键试剂，对分子遗传学、基因克隆、基因测序、基因诊断以及基因组计划等遗传学领域的发展，都起到了至关重要的推动作用。诚如他自己所言："DNA本身是无生命的，它的语言冰冷而威严。真正赋予细胞生命和个性的是酶。它们控制着整个机体，哪怕仅仅一个酶的功能异常都可能致命。"

1959年，因发现DNA聚合酶，阿瑟·科恩伯格和美国生物化学家塞韦罗·奥乔亚（发现RNA聚合酶）共享了诺贝尔生理学或医学奖。

阿瑟·科恩伯格一生钟情

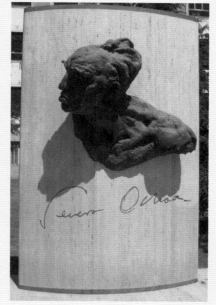

康普顿斯大学医学院外的塞韦罗·奥乔亚纪念雕塑

塞韦罗·奥乔亚，1905年9月24日出生于西班牙卢阿尔卡。1956年，加入美国国籍，先后在马克斯·普朗克医学研究所、牛津大学、纽约大学医学院从事研究与教学工作。

于酶，共发现了30多种酶，他于1989年出了一本自传，名字就叫做《酶之情人：一名生物化学家的探索》，此书体现出了他对酶的独特情怀，以及对科学探索的无限热爱。

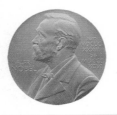
2007 年 10 月 26 日晚，阿瑟·科恩伯格在斯坦福大学医院因呼吸衰竭病逝，享年 89 岁。

DNA 鉴定

　　脱氧核糖核酸（DNA）又称去氧核糖核酸，是染色体的主要化学成分，DNA 可组成遗传指令，以引导生物发育与生命机能运作。鉴定亲子关系用得最多的是 DNA 分型鉴定，可以通过人的血液、毛发、唾液、口腔细胞等进行亲子鉴定。

　　一个人有 23 对（46 条）染色体，同一对染色体同一位置上的一对基因称为等位基因，一般一个来自父亲，一个来自母亲。如果检测到某个 DNA 位点的等位基因，一个与母亲相同，另一个就应与父亲相同，否则就存在疑问了。

　　利用 DNA 进行亲子鉴定，只要做十几至几十个 DNA 位点检测，如果全部一样，就可以确定亲子关系，如果有 3 个以上的位点不同，则可排除亲子关系，有一两个位点不同，则应考虑基因突变的可能，那么就需要再加做一些位点的检测进行辨别。DNA 亲子鉴定，否定亲子关系的准确率几近 100%，肯定亲子关系的准确率可达到 99.99%。

诺贝尔生理学或医学奖 1960 年		
获 得 者	彼得·梅达瓦	弗兰克·麦克法兰·伯内特
国 籍	英国	澳大利亚
获奖原因	对免疫学作出的杰出贡献	

奇怪的农场小牛实验

　　1948 年，英国免疫学家彼得·梅达瓦在斯德哥尔摩参加了一个学术会议。会上，有人问了他一个类似脑筋急转弯的问题："如何分清同卵双生和异卵双生的小牛？"

　　彼得·梅达瓦自信地回答："这还不简单！只要把一头小牛的皮肤移植到另一头小牛身上就可以了，发生排斥的就是异卵双生。"

　　会后，提问的人邀请彼得·梅达瓦亲自去农场做这个实验。他欣然前往，并当着那人的面做了这个实验。但结果却让他大吃一惊：所有的双生小牛都没有发生异体排斥现象，其中还有一雄一雌的，这肯定是异卵双生。

　　面对挫折，彼得·梅达瓦没有灰心丧气。他坚信自己的理论是正确的，认为这只不过是个体现象而已。他回家后想了

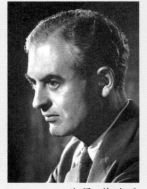

彼得·梅达瓦

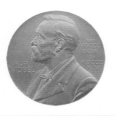

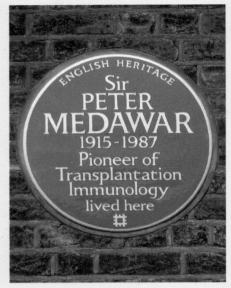

位于英国伦敦汉普斯特德的彼得·梅达瓦纪念牌匾

彼得·梅达瓦，1915年2月28日出生于巴西里约热内卢。他先后就读于马尔堡大学、牛津大学麦大伦学院；曾在麦大伦学院、圣约翰学院做研究员；先后任伯明翰大学、伦敦大学动物学教授。

很久，终于想出了一个很科学的解释：因为双生小牛是在同一个子宫里长大的，它们肯定在发育阶段互相熟悉了对方，因此，它们的免疫系统对来自对方的细胞产生了耐受性。

后来，他又用小鼠做异体皮肤移植实验，充分验证了他的猜想。彼得·梅达瓦把这一研究成果写成论文发表，并把这一现象取名为"获得性免疫耐受"。他发现的获得性免疫耐受现象，即通过诱导移植耐受的方法，彻底解决了临床器官移植排斥的问题。

巧合的是，彼得·梅达瓦的这一理论正好证实了澳大利亚微生物学家弗兰克·麦克法兰·伯内特提出的克隆选择学说理论。根据克隆选择学说，产生抗体的细胞含有一个不停变异的区域，每次变异都会产生一种新类型的抗体，能够产生某一特定类型抗体的细胞一般不多，而在身体内找不到抵抗目标的抗体很快就会死去。但是，抗体一旦找到了抵抗对象，产生该抗体的细胞就会加大该抗体的产量以满足要求。总之，他们的科研成果，为异体器官或组织移植（比如皮肤移植术）提供了坚实的理论基础。

1960年，彼得·梅达瓦与弗兰克·麦克法兰·伯内特因对免疫学作出的杰出贡献而共享了当年的诺贝尔生理学或医学奖。

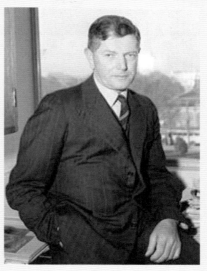

弗兰克·麦克法兰·伯内特，1899年9月3日出生于澳大利亚。他先后就读于墨尔本大学、伦敦大学。

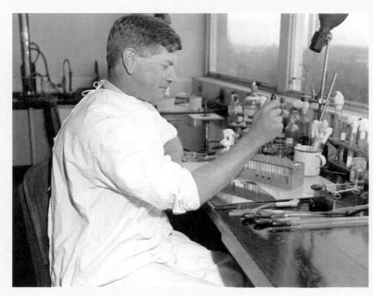

1945年，在实验室工作中的弗兰克·麦克法兰·伯内特。

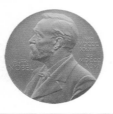
诺贝尔生理学或医学奖 1961 年	
获 得 者	盖欧尔格·冯·贝凯希
国　　籍	美国
获奖原因	发现耳蜗内刺激的物理机理

揭开听觉的秘密

　　19 世纪中叶以来，人们就已经知道，人的听觉最重要的振动组织是耳蜗基底膜，但是，人们是如何听到外界声音的，一些耳聋之人又为何听不到声音呢？

　　如果想解决上述问题，就必须弄清耳蜗基底膜在听觉系统所发挥的作用。而此时，一位物理学家登上了生理学的舞台，他就是美国物理学家盖欧尔格·冯·贝凯希。

　　1899 年 6 月 3 日，盖欧尔格·冯·贝凯希出生于匈牙利布达佩斯的一个外交官家庭。先后就读于瑞士波恩大学、苏黎世大学、德国慕尼黑大学以及匈牙利布达佩斯大学。1939—1946 年，盖欧尔格·冯·贝凯希任布达佩斯大学实验物理

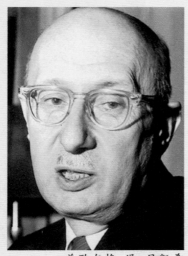

盖欧尔格·冯·贝凯希

学教授；1946年起，在瑞典卡罗琳斯克研究所为研究人员；1947年，移居美国。

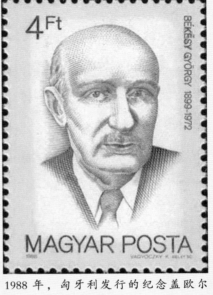

1988年，匈牙利发行的纪念盖欧尔格·冯·贝凯希邮票。

1923年，盖欧尔格·冯·贝凯希大学毕业后，到匈牙利邮政部做了一名通讯工程师。当时作为首都的布达佩斯被看做是欧洲的通讯枢纽，但其通讯质量却非常糟糕，而盖欧尔格·冯·贝凯希则参加了这次通讯枢纽的检修工程。在提高通讯传播质量的同时，他意识到人类的听觉系统也会误判通讯质量，这时，盖欧尔格·冯·贝凯希冒出一个想法，他想真正搞清楚人类的听觉机制。

为此，他还专门跑到医学院的解剖实验室学习耳朵的解剖常识。

功夫不负有心人，他利用自己的物理知识，做成了一个令人意想不到的实验。他在实验中直接观察到了耳蜗基底膜是如何振动的，还了解到在不同频率声音的刺激下，基底膜振动的各种变化，并且进行了大量的耳蜗传声模拟实验，最终证明声调的响度取决于神经感受器的位置及涉及的感受

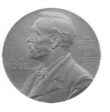
器数量,从而确立了行波学说。

行波学说为之后的生理学家提供了牢靠的理论基础,为生理学家们将不同类型的耳聋进行区分和采取准确的治疗方法提供了帮助,比如制造人工耳蜗,让非常严重的耳聋患者能够听到声音。

1961年,盖欧尔格·冯·贝凯希因发现耳蜗内刺激的物理机理,而荣获了诺贝尔生理学或医学奖。

听觉形成过程

外界声波通过介质传到外耳道,再传到鼓膜。鼓膜振动,通过听小骨放大之后传到内耳,刺激耳蜗内的纤毛细胞(也称听觉感受器)而产生神经冲动。神经冲动沿着听神经传到大脑皮层的听觉中枢,形成听觉。

即:声源→耳郭(收集声波)→外耳道(传导声波)→鼓膜(将声波转换成振动)→耳蜗(将振动转换成神经冲动)→听神经(传递冲动)→大脑听觉中枢(形成听觉)。

外耳和中耳担负传导声波的作用,这些部位发生病变引起的听力减退,称为传导性耳聋,如慢性中耳炎所引起的听力减退。内耳及听神经部位发生病变所引起的听力减退,称为神经性耳聋,某些药物如链霉素可损伤听神经而引起耳鸣、耳聋,故使用这些药物时要慎重。

诺贝尔生理学或医学奖 1962 年		
获 得 者	詹姆斯·杜威·沃森　　弗朗西斯·克里克	莫里斯·威尔金斯
国　　籍	美国　　　　　　　英国	英国
获奖原因	发现 DNA 的分子结构及其对生物中信息传递的重要性	

DNA 结构之争

　　20 世纪中叶以前，科学家们一直在忙于寻找遗传物质；到 20 世纪中叶时，科学家已经确定 DNA 为遗传物质，之后新的问题又来了——这个遗传物质 DNA 的结构是个什么样子呢？

　　当时，学界已经成立有专门的实验室研究 DNA 结构：

　　一个是伦敦国王学院的莫里斯·威尔金斯、罗莎琳·富兰克林实验室，他们用 X 射线衍射法研究 DNA 的晶体结构。

　　另一个是加州理工学院的大化学家莱纳斯·鲍林实验室。

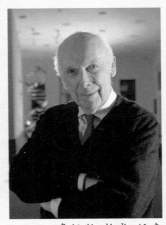

詹姆斯·杜威·沃森

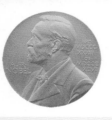

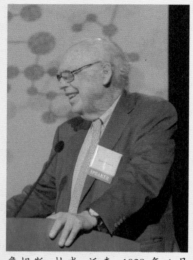

詹姆斯·杜威·沃森，1928 年 4 月
6 日出生于美国芝加哥。

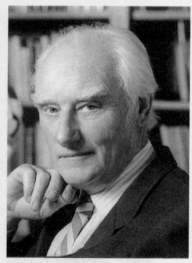

弗朗西斯·克里克，1916 年 6 月
8 日出生于英国北安普敦。

再一个就是依靠梦想临时搭伙组成的研究小组，小组成员为两人：23 岁的美国遗传学家詹姆斯·杜威·沃森和 35 岁的英国物理学家弗朗西斯·克里克。

这场关于 DNA 结构的"三国之争"在实力上差距甚远，而谁会能取得这场胜利，还真是难以预料。

最终，年轻的詹姆斯·杜威·沃森和弗朗西斯·克里克历经无数次实验失败，在 1953 年 3 月研究出 DNA 结构——双螺旋体结构，这场 DNA 结构之争，终于水落石出。

DNA 双螺旋结构学说不但阐明了 DNA 的基本结构，并且对一个 DNA 分子如何复制成两个结构相同的 DNA 分子，以及 DNA 怎样传递生物体的遗传信息进行

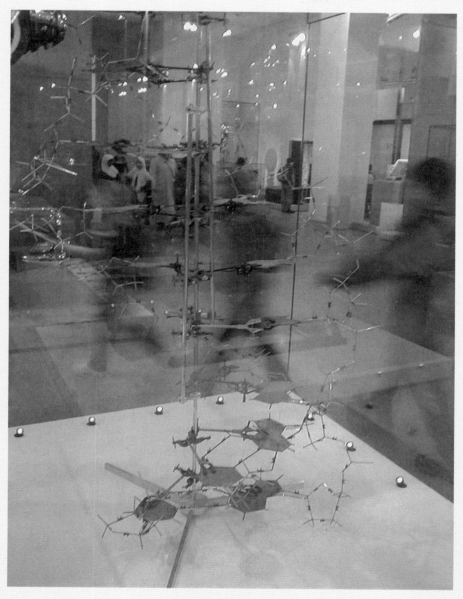

1953 年，詹姆斯·杜威·沃森和弗朗西斯·克里克建立的 DNA 模型在伦敦科学博物馆展出。

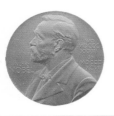

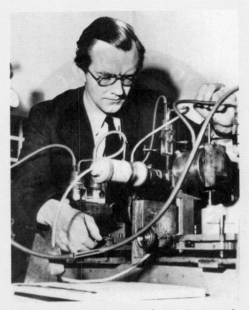

莫里斯·威尔金斯,1916 年 12 月 15 日出生于英国怀拉拉帕。英国分子生物学家。毕业于剑桥大学,毕业后到伯明翰大学任教。他除进行 DNA 分子结构及其相关研究之外,还在磷光、雷达、同位素分离与 X 光衍射等领域做了深入研究。

了合理的说明。它被认为是生物科学中具有革命性的发现,是 20 世纪最重要的科学成就之一。这门综合了遗传学、生物化学、生物物理和信息学,并主宰生物学所有学科研究的新生学科——分子遗传学诞生了。

而莫里斯·威尔金斯因协助拍摄 DNA 结构的 X 射线衍射照片,与詹姆斯·杜威·沃森和弗朗西斯·克里克共同获得了 1962 年的诺贝尔生理学或医学奖。

诺贝尔生理学或医学奖 1963 年		
获得者	安德鲁·赫胥黎	艾伦·劳埃德·霍奇金　　约翰·卡鲁·埃克尔斯
国　籍	英国	英国　　　　　　　　　澳大利亚
获奖原因	发现在神经细胞膜的外围和中心部位与神经兴奋和抑制有关的离子机理	

人体的核心秘密

　　安德鲁·赫胥黎，1917 年 11 月 22 日出生于英国伦敦的一个名门世家，他的祖父是 19 世纪著名的生物学家托马斯·亨利·赫胥黎，他的父亲是小说家里欧纳德·赫胥黎。

　　而作为赫胥黎家族的后代，安德鲁·赫胥黎也是当仁不让，他在 1955 年获选成为皇家学会会员，并在 1974 年，被伊丽莎白二世女王授予骑士爵位。

　　1963 年，安德鲁·赫胥黎与同事——英国生理学家、细胞生物学家艾伦·劳埃德·霍奇金，因发现在神经细胞膜的外围和中心部位与神经兴奋和抑制有关的离子机理，与澳大利亚神经生理学家约翰·卡鲁·埃克尔斯共同分享了当年的诺贝尔生理学或医学奖。

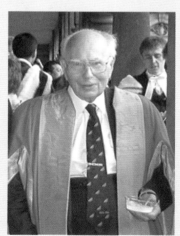

2005 年，安德鲁·赫胥黎在剑桥大学三一学院。

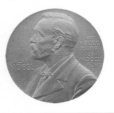

他们的科研成果也是人类最为关心的话题,即人体各个器官、系统的功能和生理作用能接收到统一的指挥信号,并按照指令进行相关活动,那么它的秘密是什么呢?

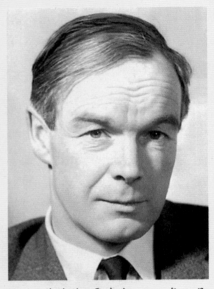

艾伦·劳埃德·霍奇金,1914 年 2 月 5 日出生于英国班柏立。

我们知道,人类的指挥系统就是神经,神经的最高机构在大脑,大脑包括脊髓和外周的脑神经、脊神经,它们将全身的器官紧密联系起来。而负责携带、传递信息和指令的就是神经细胞。当人体或动物体神经细胞受到刺激后,兴奋会以电信号的形式在神经纤维上进行传导,这一过程就叫神经冲动,又称神经的动作电位。

动作电位的传导速度

动作电位的传导速度,与动物的种类、神经纤维类别和直径,以及温度的变化有关。比如人体的一些较粗的骨髓纤维传导速度可达 100m/s,而某些较细的无髓纤维的传导速度甚至低于 1m/s。

此外,高等动物的有髓鞘神经纤维还能进行跳跃式传导,跳跃式传导意味着极大地提高了传导的速度,这也可以看做是生物进化的产物。

而安德鲁·赫胥黎、艾伦·劳埃德·霍奇金和约翰·卡鲁·埃克尔斯所研究的正是这一课题，他们研究结果表明，钠离子和钾离子交换是引发动作电位产生的原因，从而提出了神经冲动的离子理论。这项研究对中枢神经系统及其他兴奋性组织的研究具有非常重要的意义，同时对生物学的发展有着巨大的推动作用。诚如 2000 年

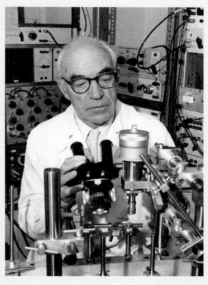

约翰·卡鲁·埃克尔斯，1903 年 1 月 27 日出生于澳大利亚墨尔本。

诺贝尔生理学或医学奖获得者艾瑞克·坎德尔对他们的评价："他们的工作，对神经生物学的贡献可与 DNA 结构对生物学的贡献相媲美。"

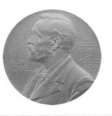

诺贝尔生理学或医学奖 1964 年		
获 得 者	康拉德·布洛赫	费奥多尔·吕南
国 籍	美国	德国
获奖原因	发现胆固醇和脂肪酸的代谢机理和调控作用	

人体的两大重要物质

1964 年，有两位科学家获得了当年的诺贝尔生理学或医学奖，他们是美国生物化学家康拉德·布洛赫（1912 年 1 月 21 日出生于德国西里西亚，1936 年加入美国国籍）、德国生物化学家费奥多尔·吕南（1911 年 4 月 6 日出生于德国慕尼黑）。

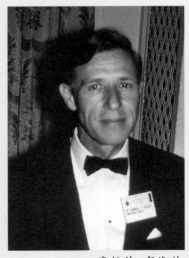

康拉德·布洛赫

康拉德·布洛赫的研究集中在胆固醇，费奥多尔·吕南的研究则集中在脂肪酸。他们获奖的理由也与他们的研究领域有关，即发现胆固醇和脂肪酸的代谢机理和调控作用。这算是高贵的诺贝尔奖给我们上了一堂科学普及课——两位科学家从科学的角度阐释了胆固醇和脂肪酸在人体或动物体内的合成、消耗、到再合成的机理。根据两位科学家的研究成果以及现代医学证实,机体会自行判断合成与释放,并维持体内的物质平衡。

先说,胆固醇。

胆固醇是人类和动物组织细胞中不可或缺的重要物质:参与细胞壁的生成;转为胆汁酸,促进肠道消化与吸收;胆固醇是性激素的母体,通过胆固醇可转化成多种性激

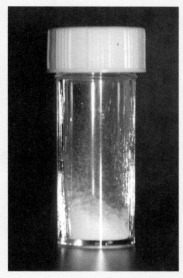

胆固醇样本

胆固醇高的危害

胆固醇分为高密度胆固醇和低密度胆固醇两种。高密度胆固醇对心血管有保护作用,通常称之为"好胆固醇";低密度胆固醇如偏高,冠心病的危险性就会增加,通常称之为"坏胆固醇"。

在血液中,正常胆固醇水平含量为每单位140至199毫克。超过这个值就说明胆固醇高,胆固醇高的危害主要有:

1.会加快前列腺癌的生长速度以及引发肾衰竭脂类的肾脏疾病。

2.会减少人的寿命以及增加中风的几率。

3.会阻塞心脏动脉,使其变窄,进而引发心脏病。

4.会导致骨质疏松症、牙周病等。

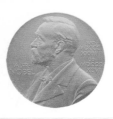

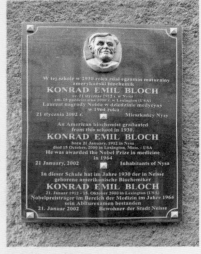

位于法国东南部城市尼斯的康拉德·布洛赫铭牌

素等。此外，作为胆固醇的一种——7—脱氢胆固醇——经过阳光（紫外线）照射，可以生成维生素 D_3，而维生素 D_3 是维持人体正常生长和发育的重要元素之一。

再说，脂肪酸。

脂肪酸是脂类的一种，在有充足氧气供给的情况下，可以氧化分解为二氧化碳和水，并且释

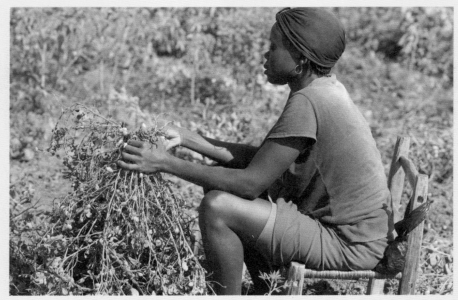

图为澳大利亚悉尼的农户正在收获花生，花生是富含脂肪酸的食物。

放出大量能量。所以，脂肪酸是生物机体能量的来源之一。

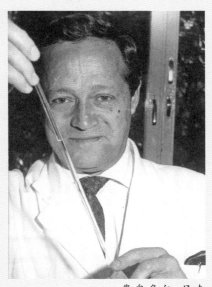

费奥多尔·吕南

脂肪酸大约有四十多种，分为饱和脂肪酸和不饱和脂肪酸。比如我们常见的花生油、玉米油、菜籽油等植物油，就富含不饱和脂肪酸，它们在室温下呈液态。而猪油、羊油、牛油这样的动物脂肪，则是以饱和脂肪酸为主，在室温下呈固态。不过，深海鱼油是个例外，它虽然是动物脂肪，却因为富含不饱和脂肪酸，所以在室温下是液态的。

从对人体的营养角度来看，饱和脂肪酸和一部分不饱和脂肪酸是人体能够自行合成的，不需要通过食物来补充。而另一部分不饱和脂肪酸虽是人体必需的，然而人体自身却不能合成，这就必须依赖于食物的供应了，比如 ω—3 族脂肪酸和 ω—6 族族脂肪酸中，多不饱和脂肪酸，而且这部分不饱和脂肪酸与儿童的生长发育和健康有很大关系，比如智力发育、记忆力等。

上述两大类物质，对于人体来说非常重要，这也是康拉德·布洛赫和费奥多尔·吕南给人类留下的科学财产。

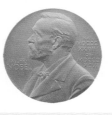

诺贝尔生理学或医学奖 1965 年		
获 得 者	安德烈·米歇·利沃夫 　雅克·莫诺	方斯华·贾克柏
国 籍	法国 　　　　　　　　法国	法国
获奖原因	探讨基因调控机制，并创立操纵子理论	

对分子遗传学的重大贡献

　　20 世纪 50 年代以后，关于基因遗传方面的研究日渐成为潮流，诺贝尔奖颁发给这一领域，自然对该领域的研究起到了推动作用。

　　1965 年的诺贝尔生理学或医学奖，同样颁发给了在基因遗传研究方面做出贡献的三位科学家，他们分别是法国微生物学家安德烈·米歇·利沃夫、法国分子生物学家雅克·莫诺和法国生物学家方斯华·贾克柏。他们获奖的原因是探讨基因调控机制，并创立操纵子理论。这一理论在生物学史上具有划时代的意义。

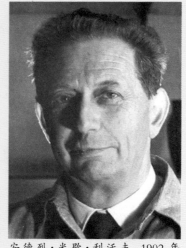

安德烈·米歇·利沃夫，1902 年 5 月 8 日出生于法国阿列省，长期在巴斯德研究所工作。

　　三位科学家彼此多有交集，安德烈·米歇·利沃夫是雅克·莫诺和方斯华·贾克柏的老师，也是法国巴斯德研究所的元老级人物，1950 年，方斯华·贾克柏作为雅克·莫诺的助手进入巴斯德研究所。自此，他们以各自的学术素养和扎实的实验功底互相协作，开辟了一条属于他们的学术研究之路。

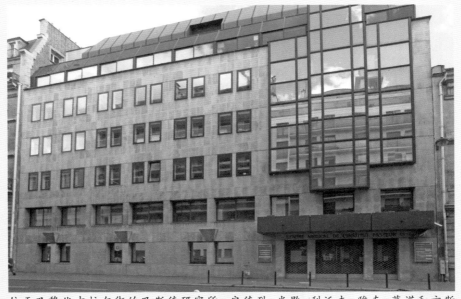

位于巴黎伏吉拉尔街的巴斯德研究所。安德烈·米歇·利沃夫、雅克·莫诺和方斯华·贾克柏在巴斯德研究所工作期间，取得了诸多学术成果。

安德烈·米歇·利沃夫提出病毒在感染细菌时的基因调控机制，雅克·莫诺和方斯华·贾克柏则是发现了酶在原核生物转录作用调控中的角色，这就是后来震惊学界并引起巨大反响的操纵子理论，又叫"乳糖操纵子"。

他们的成果，到底带来了什么改变呢？诚如安德烈·米

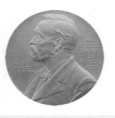

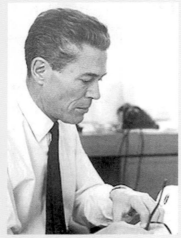

雅克·莫诺，1910年2月9日
出生于法国巴黎，生物学家。

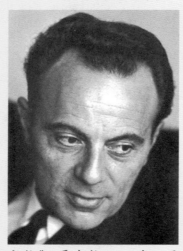

方斯华·贾克柏，1920年6月
17日出生于法国南锡，生物学
家。

歇·利沃夫评价他的学生雅克·莫
诺所言："他不仅有一系列的伟大
发现，而且每一发现都产生了新概
念、开辟了新前景，他不仅是一位
才华横溢的科学家，而且是一位声
誉卓著的学派（指分子遗传学）奠
基人。"

实际上，他们三位科学家都在
分子遗传学领域作出了各自的贡
献，他们的成果开创了基因调控机
制的研究，预言了信使 RNA 的存
在，导致信使 RNA 的证实，使遗传
密码的实验得以展开，从而促使分
子遗传学的整个体系的建立。

总之，对基因调控机制的研究
有十分广泛的生物学意义，比如，
在遗传工程的研究中应用基因调
控的原理，可以开放某些基因，关
闭某些基因，导致细胞的分化；通
过基因调控可以使氨基酸、核苷酸
之类物质的调节基因发生突变，就

可以得到大量合成这些物质的菌种,如果把这些菌种用在发酵工业上,就可以促进产量的大幅度增长。

上述成果,即安德烈·米歇·利沃夫、雅克·莫诺和方斯华·贾克柏对分子遗传学的重大贡献所在。

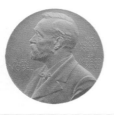

诺贝尔生理学或医学奖 1966 年	
获 得 者 裴顿·劳斯	查尔斯·布兰顿·哈金斯
国 籍 美国	美国
获奖原因 发现诱导肿瘤的病毒	发现前列腺癌的激素疗法

癌症难题

时至今日，癌症仍然是人类最难医治的重大疾病之一，科学家一直在尝试攻克癌症。

1966 年的诺贝尔生理学或医学奖，就颁发给了两位研究癌类病毒的科学家：裴顿·劳斯和查尔斯·布兰顿·哈金斯。

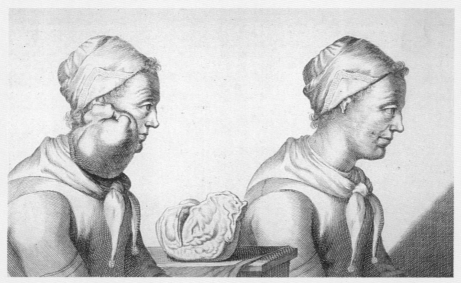

雕刻：谁把她的脖子上的肿瘤切除？

1909 年，裴顿·劳斯在小鸡体内发现了一种肿瘤。1911 年 1 月 21 日，裴顿·劳斯发表了一份报告，认为癌性肿瘤是病毒所致。病毒是种很麻烦的微生物，它自己不能独立存活，常常借助于宿主才能复制新的病毒。但就是这样一种寄生虫式的病毒却危害甚大，比如天花、艾滋、乙肝、禽流感等，都是祸起病毒，人们常常谈之色变，最令人头疼的癌症也是由病毒引起的。

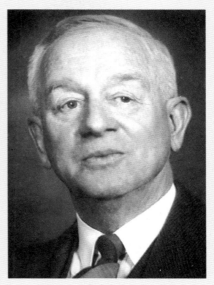

裴顿·劳斯，1870 年 10 月 5 日出生于美国马里兰州的巴尔的摩，毕业于约翰斯·霍普金斯大学，洛克菲勒研究所的病毒学家和内科医生。除了获得诺贝尔生理学或医学奖外，他还获得了美国艾伯特·拉斯克医学奖和国家科学奖章。

然而，这一报告并未引起科学界的关注。数十年后，当其他肿瘤病毒被成功分离，才证明了裴顿·劳斯是正确的，他也成为发现这种肉瘤病毒的第一人，这种病毒便以他的名字命名为"劳斯肉瘤病毒"，由于是在鸡的体内发现的这种致瘤病

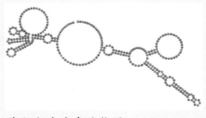

劳斯肉瘤病毒结构图

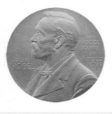
毒,所以又称"劳斯鸡肉瘤病毒"。

1941 年,查尔斯·布兰顿·哈金斯从事前列腺癌研究时发现,通过切除睾丸减少睾酮分泌或者使用雌激素,可以缓解前列腺肿瘤,即以荷尔蒙控制癌细胞扩散疗法,这种疗法成为以后治疗前列腺癌的主要方式。

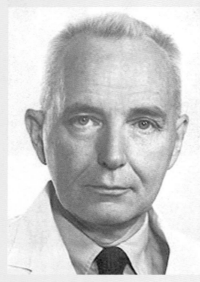

查尔斯·布兰顿·哈金斯,美国著名医学家。1901 年 9 月 22 日出生于加拿大,1920 年毕业于加拿大阿卡迪亚大学,而后获得哈佛大学医学博士。1927 年起,一直在美国芝加哥大学工作,任教授及研究员,主要研究前列腺癌。

总之,劳斯肉瘤病毒在与癌症有关的基因研究中发挥着关键性的作用,为寻找癌症的致病机理、致癌病毒提供了实验和理论基础;而荷尔蒙控制癌细胞扩散疗法为采取相应的针对性疗法开辟了一条新途径。

我们期待随着科学的发展,人类能够早日攻克癌症这一难题,当然,在前辈科学家努力打下的坚实基础下,相信明天会更美好。